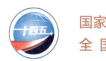

国家卫生健康委员会"十四五"规划教材

全国高等职业教育专科教材

供助产专业用

优生优育与
母婴保健

第 3 版

主　编　赵文忠　田廷科

副主编　杨春红　程　进

编　者（以姓氏笔画为序）

乜红臻（山东医学高等专科学校）

石理红（中南大学湘雅二医院）

田廷科（濮阳医学高等专科学校）

任　敏（西南医科大学附属医院）

杨　静（郑州卫生健康职业学院）

杨春红（长春医学高等专科学校）

张艾丽（甘肃卫生职业学院）

赵文忠（郑州卫生健康职业学院）

程　进（安徽卫生健康职业学院）

廖林楠（黑龙江护理高等专科学校）

新形态教材

人民卫生出版社

·北京·

图书在版编目（CIP）数据

优生优育与母婴保健 / 赵文忠，田廷科主编.
3 版. -- 北京：人民卫生出版社，2025. 1. --（高等
职业教育专科护理类专业教材）. -- ISBN 978-7-117-
37603-7

Ⅰ. R169. 1；R17
中国国家版本馆 CIP 数据核字第 2025FF8648 号

| 人卫智网 | www.ipmph.com | 医学教育、学术、考试、健康，购书智慧智能综合服务平台 |
| 人卫官网 | www.pmph.com | 人卫官方资讯发布平台 |

优生优育与母婴保健
Yousheng Youyu yu Muying Baojian
第 3 版

主　　编：赵文忠　田廷科
出版发行：人民卫生出版社（中继线 010-59780011）
地　　址：北京市朝阳区潘家园南里 19 号
邮　　编：100021
E - mail：pmph @ pmph.com
购书热线：010-59787592　010-59787584　010-65264830
印　　刷：北京华联印刷有限公司
经　　销：新华书店
开　　本：850×1168　1/16　印张：9
字　　数：254 千字
版　　次：2014 年 1 月第 1 版　2025 年 1 月第 3 版
印　　次：2025 年 2 月第 1 次印刷
标准书号：ISBN 978-7-117-37603-7
定　　价：45.00 元
打击盗版举报电话：010-59787491　E-mail: WQ @ pmph.com
质量问题联系电话：010-59787234　E-mail: zhiliang @ pmph.com
数字融合服务电话：4001118166　E-mail: zengzhi @ pmph.com

　　高等职业教育专科护理类专业教材是由原卫生部教材办公室依据原国家教育委员会"面向21世纪高等教育教学内容和课程体系改革"课题研究成果规划并组织全国高等医药院校专家编写的"面向21世纪课程教材"。本套教材是我国高等职业教育专科护理类专业的第一套规划教材,于1999年出版后,分别于2005年、2012年和2017年进行了修订。

　　随着《国家职业教育改革实施方案》《关于深化现代职业教育体系建设改革的意见》《关于加快医学教育创新发展的指导意见》等文件的实施,我国卫生健康职业教育迈入高质量发展的新阶段。为更好地发挥教材作为新时代护理类专业技术技能人才培养的重要支撑作用,在全国卫生健康职业教育教学指导委员会指导下,经广泛调研启动了第五轮修订工作。

　　第五轮修订以习近平新时代中国特色社会主义思想为指导,全面落实党的二十大精神,紧紧围绕立德树人根本任务,以打造"培根铸魂、启智增慧"的精品教材为目标,满足服务健康中国和积极应对人口老龄化国家战略对高素质护理类专业技术技能人才的培养需求。本轮修订重点:

　　1. 强化全流程管理。 履行"尺寸教材、国之大者"职责,成立由行业、院校等参与的第五届教材建设评审委员会,在加强顶层设计的同时,积极协同和发挥多方面力量。严格执行人民卫生出版社关于医学教材修订编写的系列管理规定,加强编写人员资质审核,强化编写人员培训和编写全流程管理。

　　2. 秉承三基五性。 本轮修订秉承医学教材编写的优良传统,以专业教学标准等为依据,基于护理类专业学生需要掌握的基本理论、基本知识和基本技能精选素材,体现思想性、科学性、先进性、启发性和适用性,注重理论与实践相结合,适应"三教"改革的需要。各教材传承白求恩精神、红医精神、伟大抗疫精神等,弘扬"敬佑生命、救死扶伤、甘于奉献、大爱无疆"的崇高精神,契合以人的健康为中心的优质护理服务理念,强调团队合作和个性化服务,注重人文关怀。

　　3. 顺应数字化转型。 进入数字时代,国家大力推进教育数字化转型,探索智慧教育。近年来,医学技术飞速发展,包括电子病历、远程监护、智能医疗设备等的普及,护理在技术、理念、模式等方面发生了显著的变化。本轮修订整合优质数字资源,形成更多可听、可视、可练、可互动的数字资源,通过教学课件、思维导图、线上练习等引导学生主动学习和思考,提升护理类专业师生的数字化技能和数字素养。

　　第五轮教材全部为新形态教材,探索开发了活页式教材《助产综合实训》,供高等职业教育专科护理类专业选用。

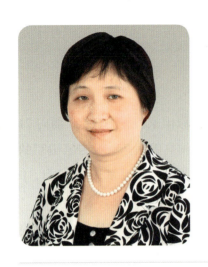

赵文忠

高级讲师

    从事遗传与优生、医学遗传学、人体解剖与组织胚胎学、人体生理学等课程的教育教学工作33年，被评为省级"骨干教师"。作为主要负责人完成了学校教育教学改革工作；主持省、市级职业教育教学改革项目5项，获河南省高等教育教学成果奖二等奖3项。主编或副主编10余部教材，其中主编教材《正常人体结构与功能》曾荣获首届河南省教材建设奖优秀教材二等奖，并入选河南省"十四五"规划教材，副主编的《医学遗传学基础》入选"十四五"职业教育国家规划教材。

    优生优育与母婴保健是高等职业教育助产专业一门重要的专业课程，学生毕业后能够在各级医疗机构和社区卫生服务中心从事优生优育指导、母婴保健和临床助产工作。希望同学们把握机遇，努力掌握知识与技能，成为新时代优生优育的指导者，母婴健康的守护人。

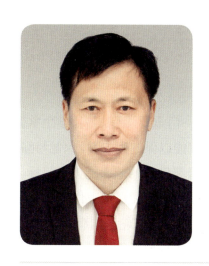

田廷科

副教授

　　濮阳医学高等专科学校教师，河南省司法鉴定法医物证组专家，濮阳市妇幼保健院生殖医学伦理委员会委员、产前诊断伦理委员会委员，从事医学遗传学教学、医学伦理研究、法医物证鉴定工作。著有《生殖超声与疑难不孕症治疗案例剖析》，主编《医学遗传学》《遗传与优生学基础》等教材 8 部，其中主编的《医学院校实验室安全准入教程》入选"十四五"职业教育国家规划教材、河南省职业教育优质教材，主编的《医学遗传学》获"十四五"首批职业教育河南省规划教材、河南省职业教育优秀教材，荣获发明专利 1 项，实用新型专利 2 项，发表学术论文 10 余篇。

　　人口健康发展是关系中华民族发展的大事情。期望同学们不负韶华，刻苦学习，勤于实践，致力于把自己锻造成为一名新时代优秀的助产技能人才，做好每一次助产服务，倾情守护万千家庭幸福，让每个家庭的孩子有个更好的开始。

优生优育与母婴保健是高职助产专业课程体系中的一门重要课程，是让学生掌握优生优育的基本知识，熟悉母婴不同时期的生理、心理及社会特点，并能以保健为中心，保健与临床相结合，为母婴提供防治结合的健康管理服务，全方位维护和促进母婴健康的职业能力为目标。为学生毕业后能在各级医疗卫生机构和社区卫生服务中心从事临床助产和母婴保健工作打下基础。

《优生优育与母婴保健》在保持第 2 版框架的基础上，根据第五轮全国高等卫生职业教育护理、助产专业规划教材编写指导思想和整体规划的要求，以高等职业教育人才培养目标为依据进行修订。本次修订由来自教学和临床一线的多名经验丰富的遗传学、妇产科学、儿科学教师和优生优育临床工作者共同完成。本教材主要突出以下"两新"：

1. 内容新——贴近需求 教材编写注重吸收了国家优生优育与母婴保健新政策，吸收了卫生行业发展的新知识、新技术、新方法，贴近学生、贴近社会、贴近岗位的需求，突出临床思维和技能培养，适用性广、实用性强，有所创新和超越。

2. 形式新——纸数融合 编写团队对本教材的呈现内容与形式进行了拓展，为各章节精心编写了拓展知识及课件、思维导图、微课、视频、练习题等数字资源，并以二维码形式嵌入教材中，方便学习者随时通过互联网学习与检测。

教学大纲（参考）

本教材主要供助产专业师生使用，也可供护理专业教学及母婴保健等相关工作者参考使用。

受编者学识水平、教学经验等限制，本教材难免存在不足和疏漏之处，恳请专家、读者及使用本教材的师生们给予批评指正，为今后进一步修订提供依据和参考。

赵文忠　田廷科

2025 年 1 月

目 录

第一章

绪论 1

第一节 优生优育概述 1

一、优生学的概念 1

二、优生学的分类 2

第二节 母婴保健概述 2

一、母婴保健工作的重要性 3

二、母婴保健的工作范围、内容 3

三、母婴保健工作的进展 4

第三节 妇幼保健机构概述 4

一、妇幼保健机构的任务 4

二、三级妇幼保健机构的设置及其
主要任务 5

三、妇幼保健机构的主要发展模式 5

第二章

遗传学基础 7

第一节 遗传的分子基础 7

一、DNA 和 RNA 的结构与功能 7

二、基因 9

三、基因突变及效应 11

第二节 遗传的细胞学基础 12

一、染色质和染色体 12

二、细胞分裂 14

第三节 遗传的基本规律 19

一、遗传学常用术语及符号 19

二、分离定律及其应用 20

三、自由组合定律 20

四、连锁与互换定律 20

第三章

遗传性疾病 22

第一节 遗传性疾病概述 22

一、遗传病的概念 22

二、遗传病的特点 22

三、遗传病的分类 23

第二节 单基因遗传病 24

一、系谱与系谱分析 24

二、单基因遗传病的遗传方式 24

第三节 多基因遗传病 30

一、易患性与发病阈值 30

二、遗传度 30

三、多基因遗传病的遗传特点 31

四、多基因遗传病再发风险的估计 31

第四节 染色体病 32

一、染色体畸变 32

二、常见染色体病 33

第五节 遗传病的诊断和治疗 36

一、遗传病的诊断 36

二、遗传病的治疗 38

第四章

围孕期风险因素暴露 41

第一节 环境理化因素 41

一、物理因素 41

二、化学因素 42

第二节 药物暴露 44

一、药物暴露时间 44

二、药品安全分类 44

三、围孕期用药原则 45

第三节 营养因素 45

一、孕期营养与出生缺陷 45

二、叶酸与神经管缺陷 47

第四节 感染性疾病 48

一、TORCH 感染 48

二、其他感染 49

第五节 母亲因素 49

一、健康状况 49

二、生育年龄 50

三、生活方式 50

第六节 疾病因素 50

一、妊娠合并心脏病 51

二、妊娠合并糖尿病 51

三、妊娠合并贫血 51

四、妊娠合并高血压 51

第七节　心理社会因素 52

一、心理社会应激 52

二、妊娠相关焦虑 52

第五章

出生缺陷预防 54

第一节　出生缺陷概述 54

一、出生缺陷的概念 54

二、出生缺陷的分类 54

三、出生缺陷的发生因素 55

第二节　出生缺陷预防 56

一、出生缺陷预防的重要性和紧迫性 56

二、我国出生缺陷防治工作概况 56

三、出生缺陷的三级预防 57

第六章

婚前保健和孕前保健 59

第一节　婚前保健 59

一、婚前卫生指导 59

二、婚前卫生咨询 59

三、婚前医学检查 60

第二节　孕前保健 61

一、孕前优生健康检查 61

二、优生咨询指导 61

第七章

妊娠期保健 64

第一节　妊娠期的生理、心理和社会特点 64

一、妊娠期母体和胎儿的生理特点 64

二、妊娠期母体的心理特点 66

三、妊娠期母体的社会特点 66

第二节　妊娠期保健措施 66

一、早期妊娠保健措施 67

二、中期妊娠保健措施 69

三、晚期妊娠保健措施 73

第三节　产前筛查和产前诊断 75

一、产前筛查 75

二、产前诊断 76

第八章

分娩期保健 79

第一节　分娩期的生理、心理和社会特点 79

一、分娩期母体和胎儿的生理特点 79

二、分娩期母体的心理特点 80

三、分娩期母体的社会特点 81

第二节　分娩期保健措施 81

一、第一产程的保健措施 81

二、第二产程的保健措施 83

三、第三产程的保健措施 85

第三节　爱母分娩行动 86

一、概述 86

二、爱母分娩行动的实施要点 87

第九章

产褥期保健 89

第一节　产褥期的生理、心理和社会特点 89

一、产褥期妇女的生理特点 89

二、产褥期妇女的心理及社会特点 91

第二节　产褥期保健措施 91

一、生殖保健 91

二、乳房保健与常见乳房疾病护理 92

三、营养与膳食指导 93

四、产后形体恢复 93

五、盆底肌保健 95

六、心理疏导与调适 95

七、产褥期常见疾病护理 96

第三节　产后家庭访视 96

一、产妇身心健康指导 96

二、新生儿喂养指导 97

三、生育指导 98

第十章

新生儿期保健和优育 100

第一节　新生儿的生理、心理与行为特点 100

一、新生儿生理特点 100

二、新生儿的心理及行为特点 101

第二节 新生儿的保健和优育措施 102
　　一、新生儿科学喂养 102
　　二、新生儿生活照护 103
　　三、新生儿体格检查 104
　　四、新生儿早期教育 104
　　五、预防接种 105
　　六、预防新生儿疾病和意外伤害 105
第三节 新生儿疾病筛查 106
　　一、新生儿代谢性疾病筛查 106
　　二、新生儿听力障碍筛查 107
　　三、先天性心脏病筛查 107

第十一章

婴儿期保健和优育 108
第一节 婴儿的生理、心理与行为特点 108
　　一、婴儿的生理特点 108
　　二、婴儿的心理与行为特点 109
第二节 婴儿保健和优育措施 110

一、婴儿科学喂养 110
二、婴儿生活照护 111
三、婴儿早期发展 111
四、婴儿感觉统合训练 113
五、预防接种 114
六、预防婴儿疾病和意外伤害 115

实践指导 117
实践一 单基因遗传病系谱分析 117
实践二 孕期优生宣教 120
实践三 产褥期保健服务与管理 121

附录 125
附录一 男性婚前医学检查表 125
附录二 女性婚前医学检查表 127
附录三 孕前优生健康检查基本服务内容 129
附录四 国家免疫规划疫苗儿童免疫程序表
　　　　（2021年版） 130

主要参考文献 131

第一章 | 绪 论

教学课件

思维导图

学习目标

1. 掌握优生工作的主要措施、母婴保健的工作范围和主要内容。
2. 熟悉母婴保健工作的重要性、妇幼保健机构的任务和工作岗位的职责。
3. 了解我国母婴保健工作的进展。
4. 具备认识妇幼保健事业重要性的能力，具有刻苦勤奋的学习习惯、求真务实的科学态度和爱岗敬业的职业精神。

妇女儿童健康是全民健康的基础，是衡量社会文明进步的标尺，是民族可持续发展的前提。推进妇幼健康事业发展，对于提高全民健康素质、构建和谐社会、全面建成社会主义现代化强国具有重要意义。

第一节 优生优育概述

案例导入

李先生夫妇年轻时忙于追求事业发展不想生孩子，到了40多岁才想生孩子，他们一同去医院优生优育科咨询。

工作任务：
如何指导他们生出健康的孩子？

优生优育是家庭幸福、民族昌盛、国家富强的大事。父母都希望自己的孩子既健康又聪明，希望把自己身上最优良的遗传素质传递给后代，随着我国生育政策调整与完善，高龄孕产妇比例不断增加，如何才能生一个健康的孩子呢？

一、优生学的概念

优生学是利用医学遗传学原理研究改善人类遗传素质的一门科学，其目的是提高人口素质，减少人类遗传疾病的发生，防止出生缺陷，保证子代有正常生存能力。

优生学的发展历史可以追溯到古代，在现代得到了广泛的应用和研究。在古代，人们已经意识到生育质量对后代的影响。例如，中国自古就有"男女同姓，其生不蕃"的说法，认为近亲结婚的后代往往不易存活和繁衍，体现了古代人们对优生学的理解和重视。直到1883年，英国学者高尔顿首次提出了"优生学"的概念，提出人类可以通过改善遗传素质来提高整个民族的智力水平和社会文明程度。随着遗传学和生物学的不断发展，人们对优生学的理解也更加深入和全面，现代优生学不仅关注遗传素质的改良，还注重环境和生活方式对人类健康的影响。同时，优生学也更加注重个体差异和伦理道德问题，避免对弱势群体和少数族裔的歧视和压迫，可见优生学的发展历程是一个不断探索和实践的过程。目前，优生学作为一个综合性学科仍然在不断发展和完善中，需要从分子遗传学、细胞遗传学、人类遗传学、医学遗传学、胚胎学、妇产科学、生殖医学、围产医学、儿科学、流行病学、伦理学、环境科学等多方面进行协作研究。

二、优生学的分类

优生学有两项任务，其任务一是增加优良的遗传素质，任务二是降低不良的遗传素质。根据优生学的任务可分为正优生学和负优生学。

（一）正优生学

正优生学是一种积极优生学，也称为演进优生学或进化优生学，即通过改善人类的遗传素质，增加人类的智慧和健康，提高人类的适应性和生存能力，旨在促进人类进化。其主要是使用人类辅助生殖技术，包括人工授精、体外受精 - 胚胎植入前遗传学检测技术（胚胎移植）等，而且已成功应用于临床实践。

知识拓展

试管婴儿

体外受精 - 胚胎移植技术又称"试管婴儿"，指的并不是在试管里长大的婴儿，而是分别将卵子和精子取出后，置于试管或培养皿中使其受精发育成胚胎，再将胚胎移植回母体子宫内发育成胎儿的过程，为治疗不孕不育症开辟了新的途径。我国（港澳台除外）首例试管婴儿于1988 年 3 月 10 日在北京大学第三医院诞生，这是我国生殖医学和辅助生育技术达到国际先进水平的里程碑事件。试管成功率受多种因素影响，如女性年龄、胚胎质量、子宫内膜环境、内分泌和免疫因素、医疗团队和技术水平、精子质量等。

（二）负优生学

负优生学是消极优生学，也称为预防性优生学或控制性优生学，即通过消除或减少有严重遗传疾病和先天缺陷儿的出生，旨在防止不利的遗传因素传播给后代。

目前临床上优生工作主要以负优生学为主，从选择配偶、结婚受孕到分娩整个生殖过程进行科学监督，通过婚前检查、孕前咨询、孕期指导、妊娠早期保护、遗传咨询、产前诊断和选择性流产等措施，防止生活环境中各种有害物质对母体、对胎儿健康的损害，来减少有严重遗传疾病和先天缺陷儿的出生，从而达到提高人口素质，减少人类遗传疾病发生的目的。其中，遗传咨询是指对有遗传疾病风险的夫妇进行咨询，帮助他们了解自己的遗传风险、制订生育计划、选择合适的生育方式等；产前诊断是指通过羊水穿刺、脐血取样、基因检测等技术手段，对胎儿进行遗传疾病的检测，以确定是否存在严重的遗传疾病或先天缺陷；选择性流产是指通过人工流产手术淘汰劣生，终止存在严重遗传疾病或先天缺陷儿的妊娠。

第二节　母婴保健概述

母婴健康是人类健康持续发展的前提和基础，母婴健康的相关指标不仅是国际公认的最基础的健康指标，更是衡量社会经济发展和人类发展最重要的综合性指标，因此，母婴保健工作是十分重要的。

一、母婴保健工作的重要性

（一）提高人口素质，为国家和民族的未来发展奠定基础

母亲的身心状况不仅关系到胎儿的生长发育，还直接影响到孩子的健康成长。母亲在孕期经历的不利因素可以引起子代身体结构以及生理、代谢功能的永久性改变，比如母亲患有冠心病、2 型糖尿病、高血压、多囊卵巢综合征、抑郁症、精神分裂症、肿瘤等疾病，可能影响孩子的生长发育。因此健康的母婴身体状况可以促进儿童的生长发育，提高其智力水平和身体素质，为国家和民族的未来发展奠定基础。

（二）保障母婴健康，促进家庭幸福、社会和谐

母婴健康是家庭幸福的基石，母婴保健工作可以为孕产妇和婴儿提供一系列的医疗保健服务来保障母婴健康，包括孕前检查、孕期保健、产前诊断、产后恢复等服务，有助于降低孕产妇和婴儿的死亡率。每一个健康新生命的孕育和出生都会给家庭带来幸福和快乐，母婴保健工作还可以让家庭成员更好地理解和关爱母婴健康，促进家庭幸福、社会和谐稳定。

（三）发展母婴保健工作，推动卫生健康事业发展

在国际社会，孕产妇死亡率、婴儿死亡率及 5 岁以下儿童死亡率是衡量社会文明进步的重要指标。随着我国经济社会发展和人民生活水平的提高，人们对于预防保健的需求越来越高，更加关注孕产妇身心健康和婴幼儿的健康成长，母婴保健工作也不断发展壮大，这不仅可以满足人们的健康需求，还可以推动卫生健康事业的快速发展。

二、母婴保健的工作范围、内容

（一）母婴保健的工作范围

母婴保健是妇幼保健工作重要环节，是以保障母亲和婴儿健康、提高出生人口素质为目的，以保健为中心，结合遗传与优生、妇产科、新生儿科等多学科知识和技能，针对妇女生育和婴儿期进行的预防保健工作。工作范围涵盖了从婚前和孕前、孕产期、产褥期的全方位母婴保健技术服务，维持正常妊娠，降低孕期并发症、合并症和难产的发生率，同时确保胎儿的健康发育，减少出生缺陷的发生，降低孕产妇和新生儿的死亡率，达到优生优育、促进母婴健康的目的。

（二）母婴保健技术服务的主要内容

母婴保健技术服务通过构建覆盖婚前、孕前、孕产期、新生儿各阶段的出生缺陷三级防治体系来展开，主要包括下列内容：

1. 开展母婴保健健康教育　加强出生缺陷防治健康教育，以科学备孕、孕产期保健、安全分娩为重点，制订孕产妇健康教育工作计划，开发针对性的健康教育材料，利用电视、广播、报刊、网站、微信、微博等大众媒体，制作参与科普节目，积极撰写科普文章，对孕产妇及家庭普及优生健康知识和技能，推进出生缺陷综合防治，提高出生人口素质和儿童健康水平。

2. 婚前和孕前指导　医疗保健机构为公民提供婚前保健服务，包括婚前卫生指导、婚前卫生咨询和婚前医学检查等；通过对备孕夫妇规范开展孕前医学检查，综合评估妇女基础健康状况、生育能力、年龄、工作环境等因素，为育龄妇女和拟受孕人员开展生育服务咨询指导，提高妊娠风险认知能力和孕产妇自我保健能力。

3. 妊娠期卫生保健　建立孕产妇保健手册，根据妊娠早期、中期、晚期的不同阶段开展妊娠期系统保健服务，定期进行产前检查，监测胎儿宫内发育情况，及时进行产前诊断和遗传病诊断，指导进行孕产妇保健操、乳房护理，防治孕产妇常见疾病，科学指导孕妇妊娠期营养与妊娠期用药；普及科学接生方法，指导孕妇做好分娩前的生理卫生、心理准备，为孕产妇提供全面医疗保健服务，降低出生缺陷发生率、新生儿死亡率和孕产妇死亡率。

4. 产褥期和哺乳期保健 预防产后出血，并做好产妇产褥期卫生、营养、心理保健，进行产后访视与产后跟踪管理，并做好计划生育及新生儿初期喂养的指导，指导产妇掌握母乳喂养的技巧，促进达成母乳喂养；指导产妇哺乳期营养、用药、乳房护理、避孕，做好哺乳期母婴常见问题的预防与处理及母婴患病时的喂养。

5. 新生儿保健 做好新生儿疾病筛查，对新生儿的生活环境、运动进行指导，指导婴儿沐浴、穿脱衣服、更换尿布、婴儿抚触、婴儿体操等各项常见保健事项，并做好婴儿体格发育监测和常见疾病的防治。

6. 实施健康儿童计划 加强儿童早期发展情况相关指标监测，进行科学喂养、疾病预防、促进智力开发等知识宣教；加大儿童重点疾病防治力度；继续开展重点地区儿童营养改善等工作，保证儿童健康成长。

三、母婴保健工作的进展

1. 母婴保健方面的法律法规建设 我国一贯重视妇幼卫生法律法规建设，母婴保健及保护妇女、儿童的法律法规越来越完善。1994年10月颁布的《中华人民共和国母婴保健法》标志着中国妇幼卫生工作进入了法治化管理的新阶段，把妇女和儿童健康纳入国民经济和社会发展规划，作为优先发展的领域之一。为更好地贯彻落实《中华人民共和国母婴保健法》，2001年出台了《中华人民共和国母婴保健法实施办法》等一系列配套规章和文件，使母婴保健服务在行政管理、监督检查和技术规范等各个环节，基本实现了有法可依、有章可循。随着国家发展，特别是为落实三孩生育政策，又出台了《中共中央 国务院关于优化生育政策促进人口长期均衡发展的决定》《全国出生缺陷综合防治方案》《关于加强婚前保健工作的通知》《国家卫生健康委办公厅关于统筹推进婚前孕前保健工作的通知》等系列文件和规定，使妇幼保健工作发展进入快车道。

2. 母婴保健服务内容的拓展 母婴保健已由医学保健拓展到心理、社会保障。目前，互联网为母婴保健知识的普及搭建了新的平台，母婴保健网站可满足大众对母婴保健知识的查询；孕妇学校为孕妇普及保健知识、获得保健指导、接受保健训练、进行胎教等提供了方便条件；产后形体恢复、生殖整形、婴儿早期智力开发等满足母婴个性化的保健需求；婴儿会馆使婴儿接受抚触、游泳训练等保健服务能够大力开展。

3. 母婴保健服务模式的改变 陪伴分娩、自由体位分娩、分娩镇痛、水中分娩、温馨产房、月子套房等为产妇和新生儿提供专业化与人性化相结合的服务。家庭病床、家庭健康档案、社区卫生服务等，都是以方便母婴保健为目标的服务方式。

第三节 妇幼保健机构概述

妇幼保健机构是为妇女儿童提供公共卫生和基本医疗服务的专业机构，具有公共卫生性质的公益性事业单位。各级妇幼保健机构遵循"以保健为中心，以保障生殖健康为目的，保健与临床相结合，面向群体、面向基层和预防为主"的妇幼卫生工作方针。

一、妇幼保健机构的任务

（一）提供公共卫生服务

1. 掌握本辖区妇女儿童健康状况及影响因素 负责本辖区孕产妇死亡、婴儿死亡和5岁以下儿童死亡、出生缺陷的监测，妇幼卫生服务及技术管理等信息的收集、统计、分析、质量控制和汇总上报。

2. 负责开展本辖区的妇幼保健健康教育与健康促进工作 组织实施本辖区母婴保健技术培训，

对基层医疗保健机构开展业务指导，并提供技术支持。

3. 开展妇女保健服务　包括青春期保健、婚前和孕前保健、孕产期保健、更年期保健、老年期保健，重点加强心理卫生咨询、营养指导、计划生育技术服务、生殖道感染/性传播疾病等妇女常见病防治。

4. 开展儿童保健服务　包括胎儿期、新生儿期、婴幼儿期、学龄前期及学龄期保健，对托育机构卫生保健进行管理和业务指导。

（二）提供基本医疗服务

基本医疗服务包括妇女儿童常见疾病诊治、计划生育技术服务、产前筛查、新生儿疾病筛查、助产技术服务等，根据需要和条件，开展产前诊断、产科并发症处理、新生儿危重症抢救和治疗等；重点加强儿童早期综合发展、营养与喂养指导、生长发育监测、心理行为咨询、儿童疾病综合管理等儿童保健服务。

二、三级妇幼保健机构的设置及其主要任务

妇幼保健机构分省、市（地）、县三级。上级妇幼保健机构应承担对下级机构的技术指导、培训和检查等职责，协助下级机构开展技术服务。

1. 妇幼保健工作的卫生行政管理机构　各级卫生健康委员会妇幼健康管理部门负责管理和指导妇女儿童保健工作。妇幼保健工作的行政管理机构自上而下分别是：中华人民共和国国家卫生健康委员会妇幼健康服务司；各省、自治区、直辖市卫生健康委员会妇幼健康处；市级、区县卫生健康委员会妇幼健康科（股），其中，中华人民共和国国家卫生健康委员会的妇幼健康服务司主管全国妇幼保健工作，拟订妇幼卫生健康政策、标准和规范，推进妇幼健康服务体系建设，指导妇幼卫生、出生缺陷防治、婴幼儿早期发展、人类辅助生殖技术管理和生育技术服务工作。

2. 妇幼保健工作的技术服务机构　妇幼保健院（所、站）是各级妇幼保健机构的专有名称。各级妇幼保健院（所、站）分工协作，运用专业技术开展各项妇幼卫生保健服务。一般情况下，妇幼保健机构包含保健科室和临床科室，其中保健科室包括妇女保健科、儿童保健科、生殖健康科、健康教育科、信息管理科等；临床科室包括妇科、产科、儿科、新生儿科、计划生育科等，以及医学检验科、医学影像科等医技科室。各地可根据实际工作需要增加或细化科室设置，原则上应与其所承担的公共卫生职责和基本医疗服务相适应。

妇幼保健机构的技术服务分省、市（地）、县三级，形成城乡三级妇幼保健网，具有遍布城乡、分层负责、各有侧重、根在基层的特点，上级妇幼保健机构要承担对下级机构的技术指导、培训和检查等职责，协助下级机构开展技术服务。其中，社区卫生服务机构、乡镇卫生院和村卫生室作为城乡妇幼保健三级网的"网底"，负责组织和管理辖区妇幼保健工作，提供妇幼保健基本服务，包括基本的妇女保健、儿童保健、计划生育等生殖健康相关服务以及收集妇幼卫生基础信息等；省级、市级妇产医院、儿童医院、综合性医院妇产科和儿科重点提供孕产期保健、助产技术服务、计划生育技术服务、妇女和儿童疾病诊治等医疗保健服务。三级妇幼保健网为妇女儿童开展覆盖全生命周期的、全方位的医疗保健服务提供保障。

三、妇幼保健机构的主要发展模式

妇幼保健机构主要有三种发展模式，即临床为主型、保健为主型和纯保健型。多数妇幼保健机构提供的母婴保健与临床相结合的服务，是典型的防治结合模式，其开展的医疗活动，是母婴保健服务的延伸；综合医院和妇女儿童专科医院服务范围正在向妇幼（母婴）保健方面拓展，涌现更多的集医疗、预防、保健为一体的现代化新型妇产医院。各妇幼保健机构根据区域内卫生资源情况、医疗需求情况及自

ER1-3

练习题

身情况,坚持保健与临床相结合的服务意识,创新性地开展服务,不断提升服务质量,满足母婴保健服务对象的需要。

1. 王先生夫妻长期从事喷涂油漆工作,他们结婚后三年内怀孕三次均在孕早期发生胚胎停育、自然流产,夫妻到医院就诊做了相关各项检查均未发现明显异常。

请思考:

(1)你认为出现这种情况的原因应该考虑什么?

(2)如果这对夫妇想生一个健康孩子需要怎么做?

2. 简述我国三级妇幼保健网的组成及其主要任务。

(赵文忠)

第二章 | 遗传学基础

教学课件

思维导图

学习目标

1. 掌握 DNA、RNA 的结构与功能、基因的概念、人类染色体的核型、减数分裂的特点和意义、分离定律的内容和细胞学基础。

2. 熟悉有丝分裂各期特点和意义、中心法则、基因突变的概念和效应。

3. 了解真核基因的结构和功能、自由组合定律和连锁互换定律内容及其细胞学基础、遗传信息的表达过程。

4. 学会熟练运用分离定律分析和解决单基因遗传病的遗传规律。

5. 具备养成科学的研究态度、一丝不苟的工作作风及勇于探索的研究精神。

第一节　遗传的分子基础

案例导入

一对新婚夫妇到优生优育科咨询，女方舅舅患有进行性肌营养不良，担心自己的孩子也患此病，咨询医生，医生建议女方做基因检测。

工作任务：

1. 请说出什么是基因以及基因的结构。

2. 请说出基因中的遗传信息是怎么决定生物性状的?

一切生物都含有核酸，核酸分为两类，一类是脱氧核糖核酸（DNA），另一类是核糖核酸（RNA）。绝大部分生物（包括人类）的遗传物质是 DNA，仅极少数生物的遗传物质是 RNA，如 RNA 病毒。

一、DNA 和 RNA 的结构与功能

（一）DNA 的分子结构与功能

1. DNA 的化学组成　DNA 分子的基本组成单位是脱氧核苷酸。每个脱氧核苷酸由一分子磷酸、一分子脱氧核糖和一分子碱基组成。碱基包括腺嘌呤（A）、鸟嘌呤（G）、胞嘧啶（C）和胸腺嘧啶（T）。根据碱基的不同，组成 DNA 的脱氧核苷酸有 4 种：腺嘌呤脱氧核糖核苷酸（dAMP）、鸟嘌呤脱氧核糖核苷酸（dGMP）、胞嘧啶脱氧核糖核苷酸（dCMP）和胸腺嘧啶脱氧核糖核苷酸（dTMP）。

2. DNA 的分子结构　是"双螺旋结构模型"。其主要内容是：①DNA 是由两条反向平行的脱氧核苷酸链围绕同一中心轴盘绕成的双螺旋结构，一条链的方向为 $5'{\rightarrow}3'$，另一条链的方向为 $3'{\rightarrow}5'$。②磷酸 - 脱氧核糖通过 3,5- 磷酸二酯键相连而成的骨架链位于双螺旋外侧，碱基在双螺旋内侧，碱基平面与骨架链垂直。③两条链同一水平上的一对碱基以氢键相连，形成稳定的配对关系，A 是靠 2 个氢键和 T 配对形成（A＝T），G 是靠 3 个氢键与 C 配对形成（G≡C），这称为"碱基互补配对原

则"。④双螺旋的表面形成深沟和浅沟，这两条沟能识别特定功能蛋白质（酶），并调节 DNA 双螺旋结构上的遗传信息（图 2-1）。

3. DNA 的功能　DNA 的主要功能是储存、复制和转录遗传信息。

(1)**储存遗传信息功能**：DNA 分子中的碱基对序列即遗传信息。一个 DNA 分子中所含碱基常有几十万或几百万对，4 种碱基以无穷尽的方式排列，因此，DNA 分子中储存着丰富的遗传信息。

(2)**自我复制功能**：DNA 分子以自身双链为模板在 DNA 聚合酶的作用下互补合成新 DNA 分子的过程。当 DNA 复制时，亲代 DNA 双螺旋结构解旋，分别以解开的两条单链为模板，在 DNA 聚合酶催化下，按照碱基互补原则，合成与模板链互补的新链，从而形成两个子代双链 DNA。在 DNA 复制时，新生成的 DNA 分子中都有一条链（母链）来自亲代，另一条链为新合成链（子链），故这种复制方式称为半保留复制（图 2-2）。

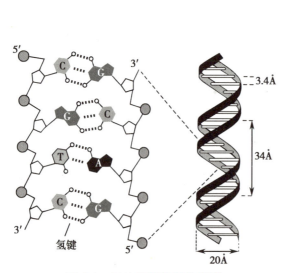 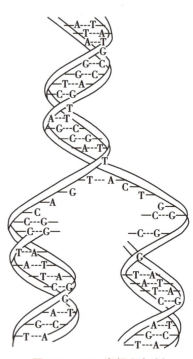

图 2-1　DNA 双螺旋结构模型　　　　　　　图 2-2　DNA 半保留复制

DNA 分子通过复制产生的子代 DNA 分子中脱氧核苷酸的排列顺序与亲代 DNA 分子完全相同，遗传信息就由亲代 DNA 分子传递到了子代 DNA 分子，这样保证遗传物质的连续性和相对稳定性。

(3)**转录功能**：以 DNA 分子的一条单链为模板互补合成 RNA 分子的过程称为 DNA 转录。当转录时，DNA 双链在 DNA 解旋酶的作用下局部解旋，以其中的一条链为模板，按碱基互补配对（RNA 中以尿嘧啶 U 与 DNA 中的 A 配对）在 RNA 聚合酶和 RNA 连接酶的作用下合成一条 RNA 单链。通过转录，DNA 上携带的遗传信息传递给 RNA。

DNA 的结构
与功能

（二）RNA 分子的结构与功能

RNA 是一种多核苷酸单链结构，一般为线形，但有时单链自身可折叠形成局部假双链结构。RNA 的功能是参与蛋白质的生物合成，在生成蛋白质中 RNA 根据结构和功能不同分为三种，即信使 RNA（mRNA）、转运 RNA（tRNA）和核糖体 RNA（rRNA）。这三种 RNA 主要区别见表 2-1。

表 2-1　三种 RNA 的主要区别

项目	mRNA	tRNA	rRNA
含量	5%~10%	5%~10%	80%~90%
结构特征	基本呈线形,部分节段可能绕成环形。上有编码氨基酸的密码子	二级结构多呈三叶草形,柄部和基部可呈双螺旋形,柄部末端有 CCA 三个碱基,能特异性结合活化的氨基酸,与柄部相对的一端为反密码环,上有三个碱基为反密码子	线形,某些节段可能呈双螺旋结构
存在场所	细胞质	细胞质	核仁、细胞质
功能	转录 DNA 中的遗传信息,作为蛋白质合成的指令	接合活化的氨基酸到核糖体特定部位进行蛋白质合成	与核蛋白共同构成核糖体,成为蛋白质合成的场所

二、基因

(一)基因概念与种类

1. 基因　染色体上携带有信息的特定核苷酸序列的总称,是具有遗传效应的 DNA 分子片段。基因按功能可以分为结构基因和调控基因。结构基因能决定某种多肽链(蛋白质或酶);调控基因是指某些能调节和控制结构基因表达的基因。

2. 真核生物基因的结构　真核基因的结构包括编码区和非编码区。编码区由编码序列与非编码序列两部分组成,编码序列是不连续的,被非编码序列隔开,称为断裂基因(图 2-3)。

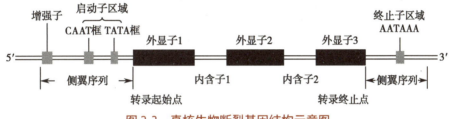

图 2-3　真核生物断裂基因结构示意图

(1)**外显子和内含子**:断裂基因中的编码序列称为外显子,非编码序列称为内含子。断裂基因中的外显子被内含子隔开,总是以外显子开始并以外显子结束。因此,一个结构基因中总是有 n 个内含子和 n+1 个外显子。

在基因中,DNA 的 5′→3′ 链称为编码链,而 3′→5′ 链称为反编码链。编码链与反编码链是相对而言的。

(2)**侧翼序列**:每个基因的编码区两侧都有一个非编码区,称为侧翼序列,包括启动子、增强子、终止子等。侧翼序列虽不编码氨基酸,但有一系列的调控顺序,对基因的表达有调控作用。

(二)基因的表达

基因的表达是细胞在生命活动过程中,将一个基因所携带的遗传信息转变成具有生物活性的蛋白质(或酶)的过程。DNA 分子的遗传信息是 4 种碱基的不同排列方式,遗传信息的表达是通过转录与翻译形成蛋白质,进而形成生物特定性状的过程。在原核生物中,转录与翻译是同步进行的。在真核生物中,结构基因的转录是细胞核中进行的,而翻译是在细胞质中进行的。

1. 转录　DNA 转录合成 RNA 的过程是在细胞核中进行的。新合成的 RNA 初始物不具有任何功能,称作 hnRNA,hnRNA 需要在细胞核经过剪接、戴帽、加尾等加工过程才能形成成熟的 mRNA(图 2-4),mRNA 进入细胞质后指导蛋白质的合成。

2. 翻译　将 mRNA 的遗传密码"解读"为多肽链中不同氨基酸排列顺序的过程,其实质是以 mRNA 为模板合成蛋白质的过程。翻译是在细胞质中进行的。

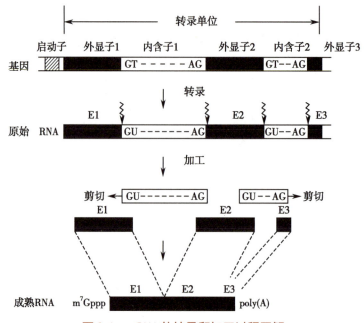

图 2-4　mRNA 的转录和加工过程图解

（1）**遗传密码**：mRNA 分子中，每 3 个相邻的碱基构成一个三联体，一个三联体决定一种氨基酸，这个三联体就称遗传密码（表 2-2），遗传密码的解读从 mRNA 的 5′ 端第一个碱基开始，再读第二个、第三个碱基；4 种碱基可组成 $4^3 = 64$ 个遗传密码，可见一种氨基酸有两种以上遗传密码，这种现象称为兼并，遗传密码中的 AUG 是蛋白质合成的起始信号，同时是甲硫氨酸的遗传密码；UAA、UAG、UGA 它们不编码氨基酸，为终止密码。

ER 2-4

遗传信息的表达

表 2-2　遗传密码表

第一个碱基	第二个碱基				第三个碱基
	U	C	A	G	
U	苯丙氨酸	丝氨酸	酪氨酸	半胱氨酸	U
	苯丙氨酸	丝氨酸	酪氨酸	半胱氨酸	C
	亮氨酸	丝氨酸	终止密码	终止密码	A
	亮氨酸	丝氨酸	终止密码	色氨酸	G
C	亮氨酸	脯氨酸	组氨酸	精氨酸	U
	亮氨酸	脯氨酸	组氨酸	精氨酸	C
	亮氨酸	脯氨酸	谷氨酰胺	精氨酸	A
	亮氨酸	脯氨酸	谷氨酰胺	精氨酸	G
A	异亮氨酸	苏氨酸	天冬酰胺	丝氨酸	U
	异亮氨酸	苏氨酸	天冬酰胺	丝氨酸	C
	异亮氨酸	苏氨酸	赖氨酸	精氨酸	A
	*甲硫氨酸	苏氨酸	赖氨酸	精氨酸	G
G	缬氨酸	丙氨酸	天冬氨酸	甘氨酸	U
	缬氨酸	丙氨酸	天冬氨酸	甘氨酸	C
	缬氨酸	丙氨酸	谷氨酸	甘氨酸	A
	缬氨酸	丙氨酸	谷氨酸	甘氨酸	G

注：*AUG 既为甲硫氨酸的遗传密码又为起始信号。

(2)**蛋白质合成**：蛋白质合成是一个复杂的过程，包括肽链合成的起始、延伸及终止等基本过程。

3.**中心法则**　把 DNA、RNA 和蛋白质的关系概括为中心法则。其要点是通过 DNA 复制将遗传信息由 DNA 传向 DNA，通过 DNA 转录将遗传信息由 DNA 传向 RNA，再由 RNA 来指导蛋白质的合成。RNA 病毒中有一种反转录酶，能以 RNA 为模板合成 DNA，称为反转录，从而使中心法则的内容得到了丰富和发展（图 2-5）。

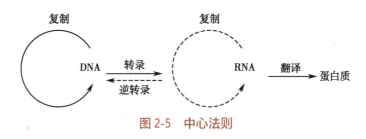

图 2-5　中心法则

三、基因突变及效应

基因突变是指 DNA 分子中的碱基组成或排列顺序的改变。基因突变既可以发生在体细胞中，也可以发生在生殖细胞中。发生在体细胞的突变，称为体细胞突变。在有性生殖的个体中，这种突变不会传给后代，因而不会引起后代遗传的改变。但突变的体细胞经过有丝分裂可形成一个具有相同遗传的突变克隆细胞群，其遗传物质结构或功能上的改变，将是细胞癌变而发生恶性肿瘤的基础。基因突变如果发生在生殖细胞中，突变基因可传给后代，造成后代遗传的改变。

（一）基因突变的分子机制

根据碱基变化的情况，基因突变一般可分为碱基置换和移码突变两大类。

1.**碱基置换**　指 DNA 分子中一个碱基对被另一个不同的碱基对取代所引起的突变，也称为点突变。碱基置换分两种形式，一种是转换，即一种嘌呤被另一种嘌呤取代或一种嘧啶被另一种嘧啶取代；另一种是颠换，指一种嘌呤被一种嘧啶取代或一种嘧啶被一种嘌呤取代。自发突变中转换多于颠换。

碱基置换可产生 4 种不同的结果：

(1)**同义突变**：是指碱基置换使某一密码子变成另一密码子，但所编码的氨基酸并没有发生改变，不影响蛋白质的功能。这是因为密码子具有兼并性。

(2)**错义突变**：是指碱基置换使某一密码子变成另一密码子，所编码的是另一种氨基酸，结果多肽链中氨基酸的种类发生改变，产生异常的蛋白质。

(3)**无义突变**：是指碱基置换使某一编码氨基酸的密码子变成终止密码。导致多肽链合成提前终止，产生没有活性的蛋白质。

(4)**终止密码突变**：是指碱基置换使原来终止密码变成编码某一氨基酸的密码子。导致多肽链延长，直到下一个终止密码出现才停止合成蛋白质。

2.**移码突变**　指在 DNA 某一位点增加或减少一个或几个（非 3 或 3 的倍数）碱基对，使该位点以后的编码顺序发生错位的一种突变方式，称为移码突变。当发生移码突变的基因表达时，导致多肽链中的氨基酸顺序发生改变，从而严重影响蛋白质或酶的结构与功能。吖啶类（如原黄素、吖黄素、吖啶橙等）诱变剂可引起移码突变，这类物质分子扁平，能插入到 DNA 分子相邻碱基对之间。如在 DNA 复制前插入，会造成一个碱基对的插入；若在 DNA 复制过程中插入，则会造成一个碱基对的丢失，两者的结果都能引起移码突变。

（二）基因突变的分子细胞生物学效应

根据基因突变对机体表型产生的影响，可将基因突变产生的表型效应分为以下几种情况。

1. 基因突变后对机体不产生明显的效应 如同义突变，虽然基因发生了突变但基因突变后所编码的蛋白质与原来相同。另外，有的错义突变虽然改变了蛋白质中氨基酸组成，但不影响蛋白质或酶的生物活性，对生物表型的形成不产生或只产生不明显的效应。从进化的观点看，属于中性突变。

2. 形成正常人体的遗传学差异 这种差异一般对机体不会产生影响，如人类的 ABO 血型、HLA 抗原及同工酶的基因等都是基因突变形成的，这是生物多样化和进化的源泉。但在某些情况下也会产生严重的结果。例如，若输血时 ABO 血型不合，异体器官移植 HLA 组织型不合，则会产生排斥反应。

3. 少数情况下基因突变对机体产生有利的影响 如非洲人血红蛋白突变基因（HbS）的携带者（HbAHbS）比正常人（HbAHbA）更具抗恶性疟疾的能力，这种突变有利于机体生存。

4. 引起遗传病 分子病和遗传性酶病都是由基因突变产生的。

（1）**分子病**：指由于基因突变导致的蛋白质结构异常或合成异常，从而引起细胞或器官功能受损或失调的疾病。这些疾病通常是由单个基因的突变引起的，并且可以在家族中遗传。分子病可以影响身体的各个系统，包括神经系统、代谢系统、免疫系统等。如囊性纤维化、镰状细胞贫血、白化病等都是分子病的例子。

（2）**遗传性酶病**：指由于基因突变导致酶蛋白缺失或酶活性异常所引起的遗传性代谢紊乱疾病，又称为先天性代谢缺陷。遗传性酶病通常具有家族聚集性，会影响人体的多个系统，主要症状包括生长发育迟缓、智力障碍、肌无力、抽搐、呼吸困难等。这些疾病可能需要特殊饮食、药物治疗或生活方式的调整来控制症状，如尿黑酸尿症、苯丙酮尿症等。

第二节　遗传的细胞学基础

一、染色质和染色体

染色质和染色体是同一物质在细胞周期不同时期的两种表现。染色质是间期细胞核中易被碱性染料着色的物质。在细胞间期，染色质在核内伸展、弥散，呈丝网状分布，光学显微镜下难以分辨；在细胞分裂期，染色质因高度折叠、盘曲而凝缩成条状或棒状的特定形态，称染色体。不同生物染色体数目、形状和大小各不相同，但对同一种生物来说则具有相对稳定性。

（一）人类染色体的形态与结构

1. 人类中期染色体的形态 细胞分裂中期的染色体形态最为典型，易于观察。每一个中期染色体均由两条染色单体（姐妹染色单体）构成，两条染色单体通过一个着丝粒彼此相连，形成二分体。着丝粒将染色体分为两臂，较长的称为长臂（q），较短的称为短臂（p），两臂末端各有一特化部分称端粒；端粒是染色体稳定的必要条件（图 2-6）。

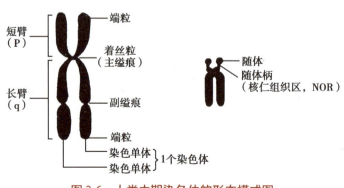

图 2-6 人类中期染色体的形态模式图

2. 人类染色体的形态分类　根据着丝粒位置的不同,将人类染色体分为三类(图2-7)。

(1)**中央着丝粒染色体**:着丝粒位于或靠近染色体中央(1/2~5/8),染色体长、短臂相近。

(2)**亚中着丝粒染色体**:着丝粒略偏向一端(5/8~7/8),将染色体分为明显不同的长臂和短臂。

(3)**近端着丝粒染色体**:着丝粒靠近一端(7/8~末端),有的短臂的末端有一球形的随体。

(二)核型分析

将一个体细胞分裂中期的全部染色体,按其大小、形态特征、顺序排列所构成的图像称为核型。核型分析是将待测细胞的全部染色体按照丹佛体制分组,经配对、排列,对染色体数目、形态特征进行分析,确定其是否与正常核型完全一致。核型分析是识别和分析各种人类染色体病的基础(图2-8)。

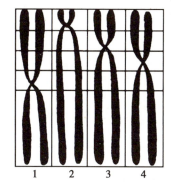

图2-7　人类染色体的3种类型图解
1.中央着丝粒染色体;2.近端着丝粒染色体;3、4.亚中着丝粒染色体。

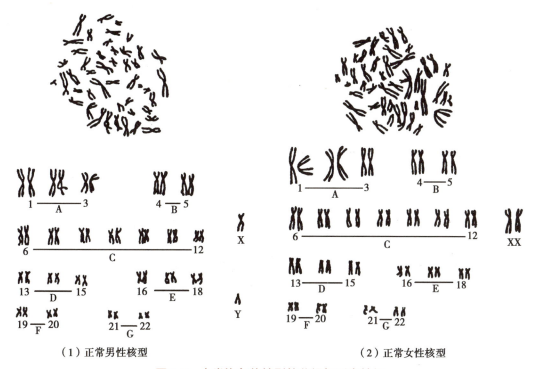

(1)正常男性核型　　　　　　　　(2)正常女性核型

图2-8　人类染色体核型的分组与形态特征

人类体细胞正常染色体数目是46,即2n=46,23对,其中1~22对染色体男女都有称为常染色体;另一对随男女性别不同而异,女性为XX,男性为XY,称为性染色体。在丹佛体制中,将一个人类体细胞的23对染色体根据大小、形态特征分为A、B、C、D、E、F、G共7个组,各组染色体形态特征(表2-3),其中A组最大,G组最小;X染色体在C组,Y染色体在G组。

表2-3　人类染色体核型各组形态特征

组别	染色体编号	大小	着丝粒位置	随体
A	1~3	最大	中央着丝粒(1号、3号)	—
			亚中着丝粒(2号)	
B	4~5	大	亚中着丝粒	—

组别	染色体编号	大小	着丝粒位置	随体
C	6~12、X	中等	亚中着丝粒	有
D	13~15	中等	近端着丝粒	—
E	16~18	较小	中央着丝粒（16号）	—
			亚中着丝粒（17号、18号）	—
F	19~20	小	中央着丝粒	—
G	21~22、Y	最小	近端着丝粒	21、22有；Y没有

核型的描述方式为"染色体总数，性染色体"，如正常男性的核型是 46,XY；正常女性的核型是 46,XX。

二、细胞分裂

细胞分裂是细胞的基本特征之一，是个体生长发育和生命延续的基本保证。真核细胞分裂方式包括有丝分裂和减数分裂。

（一）有丝分裂

有丝分裂是体细胞的增殖方式。细胞增殖是指当细胞生长到一定阶段，通过细胞分裂使细胞数目增加、子细胞获得和母细胞相同遗传特性的过程。

1. 细胞增殖周期概念　指细胞从上一次有丝分裂结束开始到下一次有丝分裂完成为止所经历的一个周期过程。

2. 细胞增殖周期分期及各期特点　分为间期和分裂期（M 期）两个时期。

（1）间期：间期根据细胞是否进行 DNA 复制又可分为 G_1 期（DNA 合成前期）、S 期（DNA 合成期）、G_2 期（DNA 合成后期）。

1）G_1 期（DNA 合成前期）：G_1 期是从前一次细胞分裂完成到 DNA 开始合成前的时期，是细胞生长发育的阶段。此期细胞特点是细胞物质代谢活跃，进行着剧烈的物质合成，产生 rRNA、mRNA、tRNA 和核蛋白体，细胞体积增大，为 DNA 复制做好物质和能量准备。

2）S 期（DNA 合成期）：此期细胞特点是细胞进行 DNA 复制、蛋白质合成及染色质的装配，最终使 DNA 含量增加一倍（染色质的含量也增加一倍）。DNA 复制一开始，就启动细胞增殖活动。

3）G_2 期（DNA 合成后期）：G_2 期也称有丝分裂准备期，从 DNA 复制结束到有丝分裂开始的时期，主要是进行 RNA 和蛋白质的合成，为有丝分裂期准备物质条件。

（2）分裂期（M 期）：分裂期是母细胞分裂为两个相同的子细胞的时期。此期染色质凝缩为染色体（2n 二分体），在纺锤体的作用下，将复制的 DNA 均等地分配到 2 个子细胞中（2n 单分体）+（2n 单分体），分裂后子细胞中的染色体数目和遗传信息与母细胞相同。把 M 期分为前期、中期、后期和末期（图 2-9）。

1）前期：细胞核内染色质高度螺旋化、卷曲逐渐变短凝集成光镜下可见的细长的染色体（2n），每条染色体是由两条染色单体组成，又称二分体。间期已复制的两组中心粒移向细胞两极，以确定分裂极。中心粒具有微管组织中心的作用，其四周聚集有大量呈辐射状排列的微管称为星体。星体、中心粒及其发出的细丝（纺锤丝）共同组装成纺锤体。前期末，染色体逐渐变粗变短，核膜破裂，核仁解体，纺锤丝与染色体（呈细棒状或杆状）的着丝点相连，分散在细胞质内。

2）中期：中期染色体达到最大凝缩，形成光学显微镜下最清晰、最典型的染色体。每条染色体的两条染色单体由着丝粒相连，在纺锤丝的牵拉下，呈棒状或杆状的染色体（2n 二分体）整齐排列在细胞中央的赤道面上，形成赤道板。

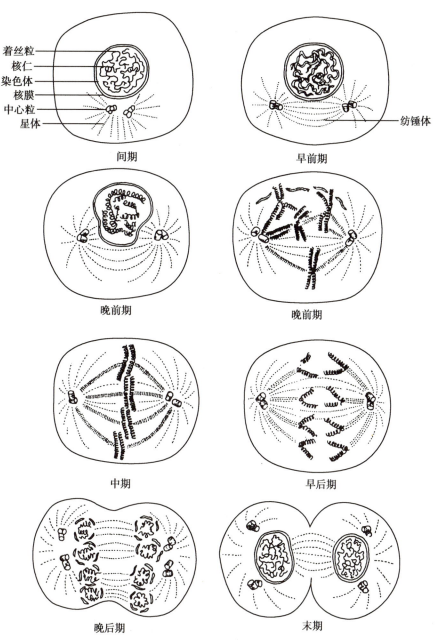

图 2-9　有丝分裂模式图

（标注：着丝粒　核仁　染色体　核膜　中心粒　星体　间期　早前期　纺锤体　晚前期　晚前期　中期　早后期　晚后期　末期）

3）后期：在纺锤丝牵拉下，每条染色体的着丝粒纵裂为二，彼此分开，两条染色单体随之也分开，各自成为独立的染色体（单分体）分别向细胞两极移动。此期末，在细胞两极形成两组形态、结构、数量相同的染色体（2n 单分体 + 2n 单分体）。同时，细胞变长，中部的细胞膜向内收缩而使细胞变窄，为末期做准备。

4）末期：末期时移到细胞两极的染色体（2n 单分体 + 2n 单分体）开始解旋，伸长恢复成染色质。纺锤体消失，出现新的核膜、核仁，形成两个细胞核。细胞膜在中部继续向内缢缩凹陷，并逐渐加深，直至细胞质完全分裂，形成两个新细胞（2n 单分体）+（2n 单分体）。

（二）减数分裂

减数分裂是形成生殖细胞过程中发生的一种特殊分裂方式。在减数分裂过程中，染色体只复制一次，细胞分裂两次，形成的四个子细胞染色体数目只有母细胞的一半（图 2-10）。减数分裂是分离律、自由组合律、连锁与互换律三大遗传学定律的细胞学基础。

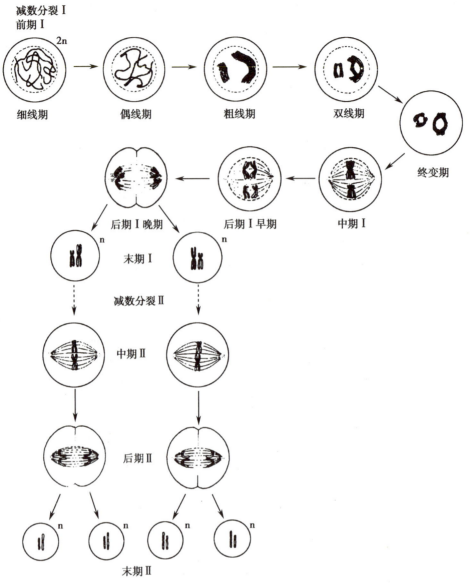

图 2-10 减数分裂模式图

减数分裂前也有间期,即进行 DNA 和染色体复制,与有丝分裂相同,这里不再重复。减数分裂的分裂期包括两次连续的分裂过程,即减数第一次分裂和减数第二次分裂。减数分裂的特殊过程主要发生在第一次减数分裂中。

1. 减数第一次分裂(减数分裂Ⅰ)

(1)前期Ⅰ:此期历时长,比有丝分裂前期复杂。根据染色体的变化,又分为 5 个时期:

1)细线期:由于此前 DNA 已进行复制,因而每条染色体由两条单体构成,为细线状。但在光学显微镜下还不能识别染色单体,只见每条染色体为一条细线(2n 二分体)。

2)偶线期:此期同源染色体识别配对,称为联会。同源染色体是指形态结构、大小相同的一对染色体,一条来自父亲,一条来自母亲。联会的结果是使每对同源染色体形成紧密的二价体(n 个二价体)。人类体细胞有 23 对同源染色体,故形成 23 个二价体。

3)粗线期:联会后的染色体继续螺旋化缩短变粗,在光学显微镜下就可见每一条染色体都是由两条染色单体构成的。此时,1 个二价体由 4 条染色单体组成,故称四分体(n 个四分体)。同源染色体中每条染色体由着丝粒相连的两条染色单体互称姐妹染色单体;同源染色体中未连接在同一着丝粒上的染色单体之间互称为非姐妹染色单体。此期,同源非姐妹染色单体之间可能发生交叉。

4）双线期：染色体进一步缩短、变粗（n个四分体）。联会的同源染色体相互排斥而分离，但在交叉点上仍连在一起，交叉点逐渐向染色体末端移动的过程，称为交叉点端化。交叉的结果将导致非姐妹染色单体的片段发生交换，称为互换。

5）终变期：染色体高度螺旋化使之变得更粗短，核仁、核膜消失，纺锤体出现。纺锤丝与同源染色体（n个四分体）的着丝粒相连，染色体分散在细胞质内。

（2）中期Ⅰ：在纺锤丝的牵拉下，所有同源染色体都排列于赤道面上，形成赤道板（n个四分体）。

（3）后期Ⅰ：在纺锤丝的作用下，同源染色体分离（n个四分体），分别向细胞两极移动（n个二分体＋n个二分体）。在正常情况下，到达两极的染色体数目是相等的。由于同源染色体分离移向哪一极完全是随机的，所以在细胞两极的非同源染色体是自由组合的。

（4）末期Ⅰ：染色体到达细胞两极，恢复成染色质。核仁、核膜重新形成，形成两个细胞核，同时细胞膜向内缢缩将细胞质一分为二，形成两个子细胞。每一个子细胞内染色体数目减半（n个二分体）＋（n个二分体），而且其中遗传信息各不相同。

2. 减数第二次分裂（减数分裂Ⅱ） 减数分裂Ⅱ的间期短，且不进行DNA的复制，减数分裂Ⅱ和有丝分裂相似。

经过连续的两次减数分裂后，一个亲代细胞形成四个子细胞，每个子细胞染色体数量与亲代细胞相比，减少了一半（n个单分体）＋（n个单分体）＋（n个单分体）＋（n个单分体）。由于第一次分裂中出现同源非姐妹染色单体之间交叉和互换，使姐妹染色单体的遗传信息不相同，导致每次经过减数分裂形成的子细胞中遗传信息都不相同。

3. 减数分裂的意义

（1）**维持生物物种染色体数目恒定**：体细胞（2n）通过减数分裂形成生殖细胞中的染色体数目减半（n），再经过授精形成受精卵（2n），保证了生物物种染色体数量的恒定，维持了生物性状的稳定遗传。

（2）**为生物物种的多样性提供了源泉**：在减数分裂过程中，同源染色体相互分开，非同源染色体以自由组合方式共同进入到一个生殖细胞中；又由于同源非姐妹单体交叉互换，生成了多种多样的生殖细胞，是生物多样性的源泉。

（3）**遗传三大基本规律的细胞学基础**：减数分裂是分离定律、自由组合定律和连锁与互换定律的细胞学基础。

（三）配子发生

1. 精子发生 精子是男性的成熟生殖细胞，产生于男性睾丸曲细精管上皮。成熟精子在发育过程中，要经过增殖期、生长期、成熟期和变形期（图2-11）。

（1）**增殖期**：在男性睾丸曲细精管上皮中有许多精原细胞，在增殖期时，精原细胞一部分经有丝分裂而不断增殖，它们的染色体数目像其他体细胞一样，都是二倍体（2n）。如人体精原细胞染色体数目为46条，其中2条性染色体是XY。

（2）**生长期**：精原细胞（2n）经过多次有丝分裂后不再分裂，进入生长期，此时精原细胞体积增大成为初级精母细胞（2n）。

（3）**成熟期**：初级精母细胞（2n）经过第一次减数分裂后，形成两个次级精母细胞（n），每个次级精母细胞再经第二次减数分裂，形成两个精细胞（n）。因此，一个初级精母细胞经过两次分裂，形成四个单倍体精细胞（n）。就人类而言，有两个精细胞染色体数目是23条，含1条性染色体X；另两个精细胞染色体数目也是23条，但含1条性染色体Y，而且四个精细胞的遗传信息彼此不同。

（4）**变形期**：精细胞要经过变形才形成精子。精子形似蝌蚪，长约60μm，由头部和尾部组成。精子头部扁圆形，主要由浓缩细胞核和少量细胞质构成，细胞核前2/3由扁平的顶体（内含顶体酶）所覆盖，尾部摆动可使精子移动。新形成的精子，由于精液中有抑制精子释放顶体酶的物质，故无受精能力。睾丸中新形成的精子要在附睾内进一步发育成熟后,进入女性生殖管道中解除对顶体酶的抑制作用后获能,才能形成具有受精能力的精子。精子发生一个周期大约为70d;在女性生殖管道内可存活1~3d,但其受精能力只有20h左右。

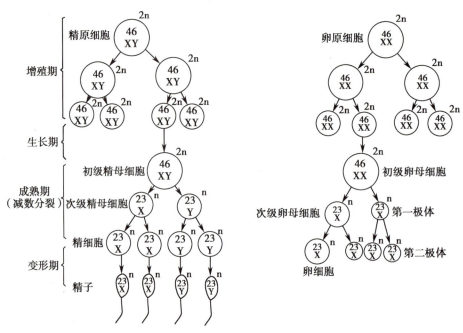

图 2-11 人类精子和卵子发生过程图解

少精子症

　　少精子症是指患者精液中精子的数量低于正常健康有生育能力的男子的病症,是一种较常见的男性不育病症。正常男性每次排精量约为2~5ml,精液中含有精子数为3亿~5亿。现在认为每毫升精液中精子数少于2000万者为少精子症,若临床上还伴有精子存活率低、运动能力差或精子畸形率高等改变,称为少弱精子症。

　　男性出现少精子症的原因可能与精索静脉曲张、隐睾、泌尿系统感染、自身免疫病、内分泌异常、染色体异常、阴囊温度过高、放射损伤、化学毒品或药物影响等因素有关。

　　2. 卵子发生　　卵子是女性生殖细胞,圆球形。卵子在女性卵巢的卵泡内发育,历经增殖期、生长期和成熟期三个时期(见图2-11)。

　　(1)**增殖期**:卵巢中的卵原细胞也要经过多次有丝分裂增殖,其染色体数也是二倍体(2n)。如人体的卵原细胞染色体数目为46条,其中2条性染色体是XX。

　　(2)**生长期**:在生长期中,卵原细胞的体积显著增大,细胞质中积聚许多卵黄、RNA和蛋白质等营养物质,形成初级卵母细胞(2n)。

　　(3)**成熟期**:一个初级卵母细胞在排卵前完成第一次减数分裂,分裂后形成一个体积较大的次级卵母细胞(n)和一个体积较小的细胞称第一极体(n)。就人类而言,新形成的大小两个细胞的染色体数目均为23条,其中有22条常染色体和1条X性染色体。当第二次减数分裂时,一个次级卵母细胞(n)分裂为一个大的成熟卵子(n)和一个小的第二极体(n),第一极体也进行第二次减数分裂,产生两个体积相等的第二极体(n)。第二极体不能继续发育,进而退化、消失。这样,一个初级卵母细胞（2n）经过两次分裂之后，最终形成一个单倍体的卵细胞（n）和三个单倍体的第二极体（n）。人体的每个卵细胞仍含有22条常染色体和1条X性染色体。

人的卵子发生过程中，卵原细胞的增殖是在胚胎发育早期的卵巢中进行的，卵原细胞总数为400万~500万，胚胎发育5个月时卵原细胞就会生长形成初级卵母细胞并开始减数分裂至双线期，然后停留在此期，直到青春期排卵时才继续完成第一次分裂。出生以后大部分初级卵母细胞退化而只保留大约400个能得到发育。性成熟后，每月一般仅有一个卵泡成熟排放，排放的次级卵母细胞通常停留在第二次减数分裂中期，受精后它才完成第二次分裂形成卵子，进而完成受精。如果排出的卵未受精，则不能成熟，次级卵母细胞就会在排卵后24h内退化死亡。

（四）性别决定

精子与卵子融合成受精卵的过程称为受精，个体发育从受精卵开始。通过受精作用，受精卵对源于精子的父源遗传物质和源于卵子的母源遗传物质进行重新组合，也在受精一瞬间决定新个体性别。

人体体细胞中有23对染色体，其中，22对为常染色体，每对常染色体均为同源染色体，男女组成一样。1对为性染色体，性染色体不同组成则男女有别，女性性染色体为XX，男性性染色体为XY。

在配子发生过程中，男性产生的含有X染色体的X型精子和含有Y染色体的Y型精子概率相同，而女性只能形成具有X染色体的卵子。因此，受精时若X型精子和卵子结合形成性染色体为XX型受精卵，将来发育成为女性个体；若Y型精子和卵子结合则形成性染色体为XY型受精卵，将来发育成为男性个体。在自然状态下，人类男女性别的比例大致保持在1:1的平衡状态。

由此，人类性别是由受精时精子中所带的X或Y染色体决定，Y染色体在人类性别决定中起关键性作用。凡是含有Y染色体的个体，其生殖腺可发育为睾丸；无Y染色体的个体，其生殖腺则形成卵巢。

第三节 遗传的基本规律

现代遗传学的奠基人孟德尔经过8年的豌豆杂交试验，于1865年提出了生物性状是通过遗传因子（现代遗传学称为基因）传递的，并揭示遗传的分离定律和自由组合定律。1910年，美国摩尔根用果蝇做实验材料，总结出了连锁与互换定律。分离定律、自由组合定律、连锁与互换定律并称遗传三大定律，不仅适合分析动植物的遗传现象，也适用于解释人类遗传现象并分析遗传病。

一、遗传学常用术语及符号

（一）常用术语

1. **性状** 生物体所表现的形态特征和生理特征称为性状，如花的颜色、人的身高等。

2. **相对性状** 同种生物同一性状的不同表现类型称为相对性状，如豌豆种子的形状有圆滑和皱缩、人眼的虹膜有褐色和蓝色等。

3. **显性性状** 具有相对性状的亲本杂交后，子一代所表现出的亲本性状称为显性性状。

4. **隐性性状** 具有相对性状的亲本杂交后，子一代未表现出的亲本性状称为隐性性状。

5. **等位基因** 同源染色体的相同位置上，控制相对性状的一对基因称为等位基因。

6. **显性基因** 在杂合状态中，能够表现其表型效应的基因称为显性基因，一般以大写字母表示，如A、B或C等。

7. **隐性基因** 在杂合状态中，不表现其表型效应的基因称为隐性基因，一般以小写字母表示，如a、b或c等。

8. **基因型** 控制生物性状的基因组合类型称为基因型，通常用英文字母表示。

9. 表现型 生物体表现出来的性状称为表现型，通常用文字说明，如豌豆的高茎和矮茎。

10. 纯合体 基因座位上有两个相同的等位基因，如 AA 或 aa，这种个体或细胞称为纯合体，又称纯合子。

11. 杂合体 基因座位上有两个不同的等位基因，如 Aa，这种个体或细胞称为杂合体，又称杂合子。

（二）常用符号

遗传学常用符号如表2-4。

表2-4　遗传学常用符号

符号	含义	符号	含义
P	亲本	×	杂交
F₁	子一代	F₂	子二代
⊗	自交	G	配子
♂	雄性个体	♀	雌性个体

二、分离定律及其应用

孟德尔选用了豌豆作为实验材料，选择 7 对容易区分的相对性状进行了 8 年的豌豆杂交实验，并对实验结果进行了科学的统计学分析。他根据豌豆的 1 对相对性状的实验结果，提出了遗传的第一定律——分离定律：在生物的体细胞中，控制同一性状的基因成对存在，互不影响，在形成生殖细胞时，成对的基因彼此分离，分别进入不同的配子中去。分离定律的细胞学基础：在生殖细胞形成的减数分裂过程中同源染色体彼此分离，分别进入不同的生殖细胞。

ER 2-5
分离定律

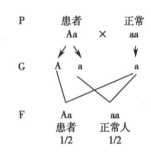

下面以家族性结肠息肉病为例，说明孟德尔分离定律在医学上的应用（图 2-12）。患者、正常人同源染色体上的等位基因经减数分裂分别进入到不同的配子中去。通过受精作用形成子代的基因型，并表现出相应的表现型。

图 2-12　家族性结肠息肉杂合体患者与正常人婚配

三、自由组合定律

孟德尔在研究了一对相对性状的遗传规律后，又接连进行了 2 对、3 对甚至更多对相对性状杂交的遗传试验，总结出遗传的第二定律——自由组合定律：当具有两对（或更多对）相对性状的亲本进行杂交，在子一代产生配子时，等位基因彼此分离，非等位基因自由组合，以均等的机会组合到不同的配子中去。自由组合定律的细胞学基础：当减数分裂时同源染色体的分离，非同源染色体的自由组合。

在医学遗传学中，可以应用自由组合定律来分析家系中 2 种遗传病（决定疾病的基因分别位于不同的同源染色体上）同时发生的情况，并且推断出后代的基因型和表现型以及它们出现的概率，为遗传病的预测和诊断提供理论依据。

四、连锁与互换定律

摩尔根和他的学生利用果蝇进行的杂交实验，揭示了位于一对同源染色体上不同座位的两对以上等位基因的遗传规律，即遗传的第三定律——连锁与互换定律。生物在形成成熟生殖细胞时，位于一条染色体上的基因彼此连锁在一起作为一个整体进行传递的现象称为连锁定律；生物在形成成熟生殖细胞时，同源染色体上不同的等位基因之间可以发生交换称为互换定律。在减数分裂中，同源染色体的联会和交换是互换定律的细胞学基础。摩尔根还创立了基因论，提出了基因位于染色体上，呈直线排列的经典理论，于1933年获得诺贝尔生理学或医学奖。

连锁和互换是生物界的普遍现象，也是造成生物多样性的重要原因之一。一般而言，两对等位基因相距越远，发生互换的可能性越大，即互换率越高；反之，相距越近，互换率越低。因此，互换率可用来反映同一染色体上两个基因之间的相对距离。以基因重组率为1%时两个基因间的距离记作1厘摩（cM）。

在医学实践中，人们可以利用基因的连锁与互换定律，来推测某种遗传病在胎儿中发生的可能性。例如，指甲髌骨综合征的患者主要症状是指甲发育不良，髌骨缺少或发育不良。这种病是常染色体显性遗传病，致病基因位点（用NP表示）与ABO血型的基因位点（I^A、I^B或i）连锁位于9号染色体上。NP基因与I^A基因往往连锁（重组率为10%），而np基因与I^B基因或i基因连锁。由此可以推测出，患者的后代只要是A型或AB型血型（含I^A基因），一般患指甲髌骨综合征，不患病的可能性只有10%。因此，患者在妊娠时，应及时检验胎儿的血型，如果发现胎儿的血型是A型或AB型，最好采用流产措施，以避免生出指甲髌骨综合征患儿。

ER 2-6

练习题

思考题

1. 林某，女，38岁，怀孕20周，抽取羊水做染色体检查，结果发现染色体数目比正常人多了一条21号染色体。如何描述此胎儿的核型？

2. 经过基因检测，发现DNA编码链的一段碱基序列为 ATTGCTAAAGAGCTACGGCCCTAA，请问经过转录和翻译，编码的多肽链中氨基酸序列是什么？如果由于基因突变导致碱基序列变为 ATTGCTAAAGAGCGACGGCCCTAA，请问属于哪种基因突变？编码的多肽链中氨基酸序列是什么？

3. 人的卷舌（R）对非卷舌（r）是显性，卷舌的夫妇生了一个不能卷舌的孩子，这对夫妇和孩子的基因型分别是什么？

4. 人眼的虹膜有褐色和蓝色的，褐色是显性性状。已知一个蓝眼男人与一个褐眼女人（这个女人的母亲是蓝眼）结婚，这对夫妇生下蓝眼女孩的可能性是多少？

5. 周期性偏头痛是由常染色体上一对基因引起的遗传病，表现型正常的双亲生了一个患病的女儿。若这对夫妇再生一个孩子，表现型正常的概率是多少？

（赵文忠　杨　静）

第三章 | 遗传性疾病

ER 3-1
教学课件

ER 3-2
思维导图

遗传性疾病（简称遗传病）是影响优生优育的主要原因，遗传病病种数目繁多，在线人类孟德尔遗传数据库的遗传病条目已达 2 万余项，整体上来看近 1/4 人群受累，研究其发生和传递规律，避免已知遗传病的发生，是实现优生优育的最有力措施。

第一节　遗传性疾病概述

案例导入

患儿，女性，5 岁，不能吃正常食物，是要依靠昂贵的替代品维持生命的苯丙酮尿症（PKU）患儿。正常人食用的米、面、肉、蛋等含有蛋白质（苯丙氨酸）的天然食物一律禁食。由于代谢途径中酶缺陷，她一旦吃下含苯丙氨酸的食物，就会影响大脑发育，甚至演变为智力障碍。

工作任务：

1. 请问为什么这个女孩会得如此奇怪的病？
2. 如何预防和治疗这种疾病？

一、遗传病的概念

遗传病是指人体细胞内遗传物质发生改变（染色体畸变或基因突变）所导致的疾病。遗传物质改变可以发生在生殖细胞或受精卵内，形成基因病和染色体病；也可发生在体细胞内，形成体细胞遗传病，如肿瘤。

二、遗传病的特点

1. 垂直传递　遗传病与传染性疾病、营养性疾病不同，一般以垂直方式传递，它不延伸至无血缘关系的成员。这种特征在显性遗传方式的病例中特别突出。

2. 终生性　遗传病的发生是由遗传物质改变引起的，积极地治疗有可能防止发病或改善临床症状，但多数遗传病目前尚不能改变遗传的物质基础，不能在出生后根除致病因素，因此终生难以治愈。如多指／趾畸形、多发性神经纤维瘤、原发性青光眼等遗传病，只要从父母一方得到这种遗传基因，后代就会发病。即使通过手术矫形，但体内的致病基因是终生不变的，仍能通过生殖将致病基因传递给后代。

3. **先天性**　先天性疾病即婴儿出生时已发生的疾病或发育异常。现在已知的大多数遗传病都是先天性疾病，如多指、唇裂、白化病等。但并不是所有的先天性疾病都是遗传病，有些先天性疾病是由于孕妇在孕期受到外界致畸因素的作用而导致胚胎发育异常，其遗传物质并没有发生改变，因而不是遗传病。此外，有些遗传病在出生时并无症状，而发育到一定年龄时才发病，因此不表现出先天性。如亨廷顿病是一种典型的常染色体显性遗传病，患者往往在 35 岁以后才发病。

4. **家族性**　家族性是指疾病的发生具有家族聚集性。遗传病往往表现出发病的家族聚集性，如短指／趾畸形常表现在亲代与子代间的代代相传。但不是所有的家族性疾病都是遗传病，家族性疾病也有可能是由环境因素造成的，如同一个家庭饮食中长期缺乏维生素 A，则这个家庭中多个成员有可能患夜盲症。此外，不是所有的遗传病都表现为家族性，一些常染色体隐性遗传病如白化病，就看不到家族聚集现象，而常常是散发病例。

三、遗传病的分类

人类遗传病的种类繁多，根据遗传物质的突变方式和传递规律的不同，遗传病可分为五类：单基因遗传病、多基因遗传病、染色体病、体细胞遗传病、线粒体遗传病。

（一）单基因遗传病

单基因遗传病是由单个基因或一对等位基因突变所导致的遗传性疾病，简称单基因病。单基因病按孟德尔方式遗传，呈现特征性家系传递格局。单基因病病种较多，发病率较低。人群中有 3%~5% 的人受累于单基因病，但由于其具有遗传性，因而危害较大。

（二）多基因遗传病

多基因遗传病是由多对基因和环境因素共同作用所引起的疾病，简称多基因病。多基因病遗传机制复杂，环境因素作用明显，有家族聚集现象，但无明确的家系传递方式。目前，已确认的多基因病仅有 100 多种。估计人群中有 15%~20% 的人受累于各种多基因病。

（三）染色体病

染色体病是由染色体数目或结构异常所引起的一类疾病。由于染色体畸变常涉及多个基因，所以患者表现为复杂的临床综合征。除部分特殊的染色体结构畸变外，染色体病一般不在家系中传递。最常见的染色体病为唐氏综合征。

（四）体细胞遗传病

体细胞遗传病是由于体细胞中遗传物质改变所引起的疾病。体细胞遗传病只涉及特定组织细胞中染色体、癌基因和抑癌基因的变化，因此，此类遗传病一般不发生上下代之间的垂直传递。这类遗传病有几十种，肿瘤是典型的体细胞遗传病，一些先天性畸形也属于体细胞遗传病。

（五）线粒体遗传病

线粒体遗传病是由于线粒体 DNA 突变或异常所导致的疾病。因受精卵中的线粒体全部来自卵子，故表现出母系遗传的特征。目前，已知人类某些神经系统疾病和神经肌肉疾病与线粒体 DNA 突变有关。

第二节　单基因遗传病

　　单基因病在上下代间的传递遵循孟德尔定律,常用系谱分析法(家谱分析)。

一、系谱与系谱分析

　　系谱分析法是研究人类遗传病最常见的方法。系谱是指从先证者入手,在详细调查其家庭成员的发病情况后,按照一定的格式绘制成的图谱。先证者是指该家族中第一个被确诊的患病成员。一个完整的系谱中不仅包括家族中患病的个体,也包括家族中所有的健康成员。根据绘制出来的系谱图,按遗传规律进行分析,即为系谱分析。系谱分析常用的符号见图3-1。在临床实践中,常用系谱分析确定所发现的疾病是否有遗传因素的作用及其可能的遗传方式,还可以通过系谱分析,评估家庭成员的发病风险或再发风险。在调查过程中,调查的人数越多越好,除要求信息准确外,还要注意患者的性别、年龄、病情、死亡原因和是否有近亲婚配等。

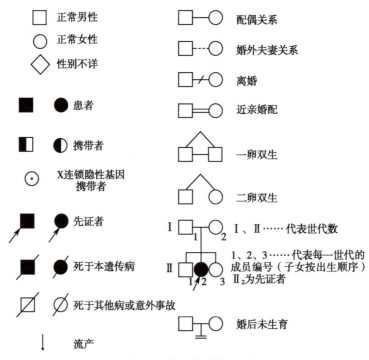

图 3-1　常用的系谱符号

二、单基因遗传病的遗传方式

　　根据决定某一性状或疾病的基因是在常染色体上还是性染色体上,是显性基因还是隐性基因,将单基因病分为常染色体显性遗传病、常染色体隐性遗传病、X连锁显性遗传病、X连锁隐性遗传病和Y连锁遗传病五种。

（一）常染色体显性遗传病

控制一种性状或遗传病的基因是显性基因，位于1~22号常染色体上，其遗传方式称为常染色体显性遗传（AD），由位于常染色体上的显性致病基因控制的疾病称为常染色体显性遗传病。临床上常见的有短指/趾畸形、多指/趾畸形、视网膜母细胞瘤、软骨发育不全、家族性腺瘤性息肉病、过敏性鼻炎、马方综合征、肌强直性营养不良、周期性瘫痪、胱氨酸尿症、遗传性球形红细胞增多症、先天性白内障、多囊肾、感觉神经性耳聋等。

假定用A表示显性致病基因，用a表示隐性正常基因，则基因型AA和Aa的个体患病，基因型aa的个体正常。对AD病来说，患者大都是杂合体（Aa），纯合体（AA）的患者很少。但由于基因表达受各种复杂因素的影响，杂合体（Aa）有可能出现不同的表现形式，因此可将常染色体显性遗传分为以下五种类型。

1. 完全显性遗传　是指杂合体（Aa）与显性纯合体（AA）的表现型完全相同。如短指/趾畸形是一种常染色体显性遗传病，患者由于指/趾骨短小或缺如，致使指/趾变短。完全显性指Aa与AA的表现型不能区分，实际上绝大多数短指/趾畸形的基因型是Aa。如果患者（Aa）与正常人（aa）婚配，其所生子女中，大约有1/2是患者。

图3-2是一个短指/趾畸形的系谱。通过分析可知，常染色体显性遗传病的系谱有如下特点：①致病基因位于常染色体上，男女发病机会均等；②系谱中可看到本病的连续传递现象，即连续几代都有患者；③患者的双亲中必有一方为患者，但绝大多数为杂合体，患者的同胞和子女约有1/2患病概率；④当双亲都无病时，子女一般不患病，除非发生新的基因突变。

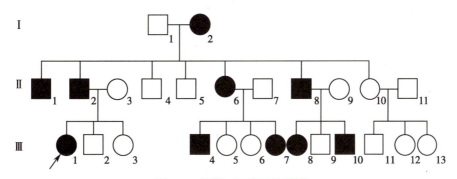

图 3-2　短指/趾畸形的系谱

2. 不完全显性遗传　也称为半显性遗传，是指杂合体（Aa）的表现型介于显性纯合体（AA）与隐性纯合体（aa）的表现型之间。也就是说，在杂合体（Aa）中，基因a的作用也有一定程度的表现。所以，在不完全显性遗传病中，显性纯合体（AA）为重型患者，杂合体（Aa）为轻型患者，隐性纯合体（aa）为正常人。

软骨发育不全症属于不完全显性遗传。本病纯合体（AA）患者病情严重，多在胎儿期或新生儿期死亡，而杂合体（Aa）患者在出生时即有体态异常，表现出身材矮小，躯干长，四肢短粗，下肢向内弯曲，头大且前额突出等症状。其主要是由于长骨骨骺端软骨细胞形成及骨化障碍，影响了骨的生长所致。如果一个软骨发育不全症患者（Aa）与正常人婚配，每生一个孩子有1/2的概率是患者（Aa），1/2的概率是正常人（aa）；如果两个软骨发育不全症患者婚配，后代中约1/4的概率为正常人（aa），1/2的概率为杂合体患者（Aa），1/4的概率为纯合体患者（AA），后者将死于胚胎或早期夭折。

3. 不规则显性遗传　在一些常染色体显性遗传病中，杂合体由于某种原因不表现出相应的症状，或即使发病但病情程度有差异，使传递方式有些不规则，称不规则显性遗传或外显不全。多指/

趾畸形是不规则显性遗传的典型实例,患者的症状是指/趾数增多,增加的指/趾可以有完整的全指/趾发育,也可以只有软组织增加而形成的赘生物。

图 3-3 为一个多指症家族的系谱,先证者(III_2)患多指/趾畸形,其后代三个子女中两个是多指/趾畸形患者,III_2 的基因型一定是杂合体,III_2 的父母表型均正常,那么 III_2 的致病基因到底是来自父亲还是来自母亲?从系谱特点可知,III_2 的致病基因应来自父亲(II_3),这可从 III_2 的祖母(I_2)和二伯父(II_2)为多指患者而得到旁证。II_3 带有的显性致病基因由于某种原因未能得到表达,所以未发病,但有 1/2 的可能性向后代传递。不规则显性遗传产生的原因,可能是生物体内外环境因素对显性基因表达产生不同影响,或不同个体所处不同遗传背景造成的。

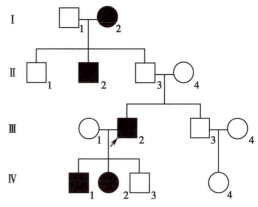

图 3-3 多指/趾畸形的系谱

显性基因在杂合状态下是否表达出相应的性状,常用外显率来衡量。外显率是指一定基因型的个体在群体中形成相应表现型的百分率。例如,在 10 名杂合体(Aa)中,只有 8 名形成了与基因(A)相应的性状,就认为基因 A 的外显率为 80%。另外,有些杂合体(Aa),显性基因 A 的作用虽然能表现出相应的性状,但在不同个体之间,表现出的轻重程度有所不同。如多指/趾畸形,就有多指/趾数目不一,多出指/趾的长短不等的现象。这种杂合体(Aa)因某种原因而导致个体间表现程度的差异,一般用表现度来表示。外显率与表现度是两个不同的概念,前者是说明基因表达与否,是群体概念;后者说明的是在基因的作用下表达的程度不同,是个体概念。

4. 共显性遗传 一对等位基因,彼此间没有显性和隐性的区别,在杂合状态时,两种基因的作用都能表达,称为共显性遗传。人类 ABO 血型的遗传可作为共显性遗传的实例。ABO 血型是由一组复等位基因 I^A、I^B 和 i 所决定的,三种基因位于 9 号染色体长臂的同一位点,互为等位基因,对于每个人来讲只能具有其中的两个基因。基因 I^A 对基因 i 为显性,基因 I^B 对基因 i 也是显性,I^A 和 I^B 为共显性。基因型 I^AI^A 和 I^Ai 都决定红细胞膜上抗原 A 的产生,这种个体为 A 型血;基因型 I^BI^B 和 I^Bi 都决定红细胞膜上抗原 B 的产生,这种个体为 B 型血;基因型 ii 决定红细胞膜上不产生抗原 A 和抗原 B,这种个体为 O 型血;基因型 I^AI^B 决定红细胞膜上有抗原 A 和抗原 B,故为 AB 型血,为共显性。根据孟德尔分离律的原理,已知双亲血型,就可以推测出子女中可能出现的血型和不可能出现的血型(表 3-1),这在法医学的亲子鉴定中有一定参考作用。

表 3-1　双亲和子女之间 ABO 血型的遗传关系

双亲血型	子女中可能的血型	子女中不可能的血型
A × A	A、O	B、AB
A × B	A、B、AB、O	—
A × AB	A、B、AB	O
A × O	A、O	B、AB
B × B	B、O	A、AB
B × AB	A、B、AB	O
B × O	B、O	A、AB
AB × AB	A、B、AB	O
AB × O	A、B	AB、O
O × O	O	A、B、AB

5.延迟显性遗传 是指某些带有显性致病基因的杂合体，在生命的早期不表现出相应症状，当达到一定年龄时，致病基因的作用才表现出来。家族性结肠息肉病属于延迟显性遗传。该病患者的结肠壁上有许多大小不等的息肉，临床主要症状为便血并伴黏液。35 岁左右，结肠息肉可恶变成结肠癌。图 3-4 是一个家族性结肠息肉病的系谱。先证者Ⅱ₃的结肠息肉已恶变为结肠癌，她的母亲Ⅰ₂、姐姐Ⅱ₁均死于结肠癌。Ⅱ₃的三个子女暂无症状，这是由于他们年龄还小的原因，但他们仍有 1/2 的可能带有致病基因，发生结肠息肉，应定期去医院检查。

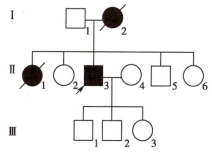

图 3-4　家族性结肠息肉症的系谱

（二）常染色体隐性遗传病

控制一种性状或遗传病的基因是隐性基因，位于 1~22 号常染色体上，其遗传方式称为常染色体隐性遗传（AR）。由位于常染色体上的隐性致病基因控制的疾病称为常染色体隐性遗传病。临床上常见的有白化病、苯丙酮尿症、先天聋哑、先天性肌弛缓、高度近视、半乳糖血症、囊性纤维化等。

常染色体隐性遗传病

在常染色体隐性遗传病中，假定隐性致病基因为 a，相应的显性正常基因为 A，则基因型 AA 和 Aa 的个体表现正常，基因型 aa 的个体患病。在杂合状态（Aa）下，由于显性正常基因（A）的存在，隐性致病基因（a）的作用被掩盖而不能表达，所以杂合体不发病，却能将致病基因（a）传给后代。这种表现型正常但带有致病基因的杂合体，称为携带者。临床上见到的常染色体隐性遗传病患者（aa）往往是两个携带者（Aa）婚配所生的后代。

白化病是一种常见的常染色体隐性遗传病，由于患者体内编码酪氨酸酶的基因发生突变，酪氨酸酶缺乏导致黑色素合成发生障碍，从而引起皮肤、虹膜、毛发等白化症状。现用 a 表示该病的致病基因，与其等位的正常基因为 A。当一对夫妇均为携带者（Aa）时，其所生子女中，将有 1/4 的可能性为白化病患者（aa）。

图 3-5 是一个白化病的系谱。通过分析可知，常染色体隐性遗传病的系谱有如下特点：①致病基因位于常染色体上，男女发病机会均等；②不连续传递，常为散发病例，有时系谱中只有先证者一个患者；③患者的双亲往往表型正常，但都是致病基因的携带者；④患者的同胞中约有 1/4 患病，有 3/4 正常，在表型正常的同胞中约有 2/3 为携带者；⑤近亲婚配时后代发病率增高。

下面对近亲婚配及其危害加以说明：

近亲婚配是指 3~4 代内有共同祖先的男女之间的婚配。由于近亲个体可能从共同祖先传来同一隐性致病基因，而婚配后有可能同时把此基因传给子女，使子女同一隐性致病基因纯合概率增加，因此，近亲婚配可导致常染色体隐性遗传病在后代中发病风险增加。两个个体之间由于共同祖先或直系亲属的关系而具有同源基因的概率称为亲缘系数。一级亲属是指一个人的父母、子女以及兄弟姐妹，亲缘系数为 0.5；二级亲属是一个人和他 / 她的叔、伯、姑、舅、姨、祖父母、外祖父母，亲缘系数为 0.25；三级亲属是指一个人的表兄妹或堂兄妹，亲缘系数为 0.125。《中华人民共和国民法典》（以下简称《民法典》）第一千零四十八条明确规定：直系血亲或者三代以内的旁系血亲禁止结婚。直系血亲是具有直接血缘关系的亲属，即生育自己和自己所生育的上下各代亲属；三代以内旁系血亲是在血缘上和自己同出于三代以内的亲属。当近亲婚配时，彼此之间往往具有相

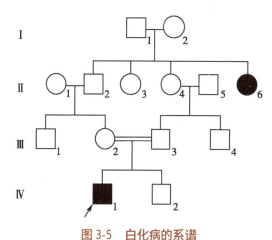

图 3-5　白化病的系谱

同的基因，一人是某致病基因的携带者时，另一人就有很大可能也是如此。因此，禁止近亲婚配，既是自然选择规律和优生学的客观要求，又是道德观念的要求，实为家庭幸福、民族健康之必需。

（三）X 连锁显性遗传病

控制一种性状或遗传病的基因是显性基因，位于 X 染色体上，其遗传方式称为 X 连锁显性遗传（XD），由位于 X 染色体上的显性致病基因控制的疾病称为 X 连锁显性遗传病。临床上常见的有抗维生素 D 性佝偻病、色素失调症、口面指综合征、奥尔波特综合征等。

在 X 连锁显性遗传病中，假定致病基因为 X^A，则正常等位基因为 X^a，正常女性的基因型为 X^aX^a，正常男性的基因型为 X^aY，女性患者的基因型为 X^AX^A 或 X^AX^a，男性患者的基因型为 X^AY。由于女性有 2 条 X 染色体，只要其中任何一条带有致病基因就会发病，故人群中女性患者多于男性患者。

抗维生素 D 性佝偻病为 X 连锁显性遗传病。患者发病原因是肾小管对磷的重吸收能力和小肠对钙磷的吸收能力均不健全，导致血磷下降，尿磷增多，骨质钙化不全而引起的佝偻病。患者可有 O 形腿、X 形腿、鸡胸等骨骼发育畸形和生长发育缓慢等症状。治疗这种佝偻病，采用普通剂量的维生素 D 和晒太阳均难有疗效，必须使用大剂量的维生素 D 和磷酸盐才能起到治疗效果。

若女性杂合体患者（X^AX^a）与正常男性（X^aY）婚配，则儿子、女儿各有 1/2 的发病风险；若男性患者（X^AY）与正常女性（X^aX^a）婚配，女儿全部是患者，儿子全部正常。由此可见交叉遗传的现象，即男性的 X 连锁基因只能从母亲传来，将来只传给女儿，不存在从男性到男性的传递，这种遗传方式称为交叉遗传。

图 3-6 为抗维生素 D 性佝偻病的系谱。通过分析可知，X 连锁显性遗传病的系谱有如下特点：①人群中女性患者多于男性患者，但女性患者病情较轻；②患者双亲中必有一方为患者，系谱中常可见连续遗传现象；③男性患者的女儿均为患者，儿子均正常；④女性患者（杂合体）的子女中各有 1/2 的发病风险。

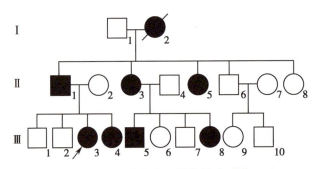

图 3-6　抗维生素 D 性佝偻病系谱

（四）X 连锁隐性遗传病

控制一种性状或遗传病的基因是隐性基因，位于 X 染色体上，其遗传方式称为 X 连锁隐性遗传（XR），由位于 X 染色体上的隐性致病基因控制的疾病称为 X 连锁隐性遗传病。临床上常见的有红绿色盲、假肥大性肌营养不良、葡萄糖 -6- 磷酸脱氢酶缺乏症、甲型血友病（血友病 A）等。

X 连锁隐性遗传病

在 X 连锁隐性遗传病中，假定致病基因为 X^a，则正常等位基因为 X^A，正常女性的基因型为 X^AX^A 或 X^AX^a，正常男性的基因型为 X^AY，女性患者的基因型为 X^aX^a，男性患者的基因型为 X^aY。由于女性有 2 条 X 染色体，在只有一个 X 连锁隐性致病基因的状态时（X^AX^a），她是表型正常的携带者，只有当隐性致病基因纯合状态时（X^aX^a）才表现患病。而男性只有 1 条 X 染色体，Y 染色体上缺少相应的等位基因，故只要 X 染色体上有一个隐性致病基因（X^aY）就发病。因此，X 连锁隐性遗传病在人群中男性患者远远多于女性患者。

红绿色盲是 X 连锁隐性遗传病。患者不能正确区分红色和绿色，这取决于 X 染色体长臂上两个紧密相连的红色盲基因和绿色盲基因，一般将它们综合在一起考虑，称为红绿色盲基因。在中国人中男性色盲发病率为 7%，女性色盲发病率为 0.5%。若男性色盲与正常女性婚配，儿子都正常，女儿都是携带者；女性色盲基因携带者与正常男性婚配，后代中儿子将有 1/2 概率发病，女儿都不发病，但有 1/2 概率为携带者；女性色盲基因携带者与男性色盲婚配，后代中女儿将有 1/2 概率发病，1/2 概率为携带者，儿子将有 1/2 概率发病，1/2 概率正常。

图 3-7 是红绿色盲系谱，通过分析可知，X 连锁隐性遗传病的系谱有如下特点：①人群中男性患者远多于女性患者，系谱中往往只有男性患者；②当双亲无病时，儿子可能发病，女儿则不会发病，儿子如发病，其致病基因必定来自携带者母亲；③女性如发病，其父亲一定是患者，母亲是携带者或是患者；④由于交叉遗传，男性患者的兄弟、外祖父、舅父、姨表兄弟、外甥、外孙等有可能是患者。

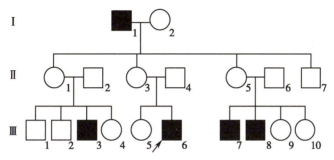

图 3-7　红绿色盲的系谱

（五）Y 连锁遗传病

控制一种性状或遗传病的基因位于 Y 染色体上，其遗传方式称为 Y 连锁遗传（YL）。由位于 Y 染色体上的致病基因控制的疾病称为 Y 连锁遗传病。Y 连锁遗传的传递规律比较简单，因女性没有 Y 染色体，不会传递有关基因，具有 Y 连锁基因者均为男性，故基因只能由男性传给男性，即父传子、子传孙，又称全男性遗传。外耳道多毛症属于 Y 连锁遗传，患者到了青春期，外耳道中可长 2~3cm 成丛的黑色硬毛，常伸出耳孔之外。图 3-8 是一个外耳道多毛症的系谱，该系谱中祖孙三代患者全为男性，女性均无此症状。

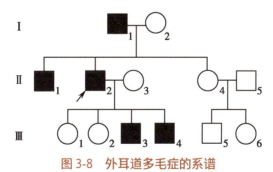

图 3-8　外耳道多毛症的系谱

知识拓展

血 友 病

血友病是一种出血性疾病，患者血浆中因缺少凝血因子（血友病甲为凝血因子Ⅷ缺乏、血友病乙为凝血因子Ⅸ缺乏、血友病丙为凝血因子Ⅺ缺乏），不能使凝血酶原转变成凝血酶，因而发生凝血障碍。轻微外伤后即出血不止，皮下出血可以形成皮下血肿，关节出血可导致永久性关节畸形，严重者可因颅内出血而死亡。

第三节　多基因遗传病

多基因遗传病简称多基因病，是指受多对基因和环境因素的双重影响而引起的疾病。人类的一些常见病，如高血压、冠心病、糖尿病、精神分裂症、哮喘以及先天畸形（唇裂、腭裂、无脑儿等）都属于多基因病。

一、易患性与发病阈值

在多基因病中遗传因素和环境因素的共同作用，决定个体是否易于患病，称为易患性。在群体中，易患性的变异和多基因遗传性状一样，呈正态分布，即大多数个体的易患性接近平均值，易患性很高和很低的个体都很少。当一个个体的易患性达到或超过一定限度时，这个个体就要患病，这个使个体患病的易患性最低界限值称为发病阈值。阈值将连续分布的易患性变异划分为两部分：大部分为正常群体，小部分为患者。由于基因的累加效应，在一定环境条件下，阈值代表个体患病所必需的、最少的该致病基因的数量。

二、遗传度

在多基因遗传病中，遗传因素所起作用大小的程度称为遗传度，又称遗传率，一般用百分率（%）表示。在多基因病中，遗传度高者可达 70%~80%，这表明遗传因素在决定易患性变异和发病上起主要作用，而环境因素的影响较小；反之，遗传度为 30%~40% 或更低的多基因病，表明环境因素在决定易患性变异和发病上更为重要，遗传因素作用不明显。表 3-2 列出了一些常见多基因病的遗传度、群体发病率和患者一级亲属的发病率。

表 3-2　一些常见多基因病的发病率和遗传度

疾病	群体发病率 /%	患者一级亲属发病率 /%	遗传度 /%
唇裂 ± 腭裂	0.17	4	76
腭裂	0.04	2	76
先天性髋关节脱位	0.07	4	70
先天性畸形足	0.1	3	68
先天性巨结肠	0.02	2（男性先证者） 8（女性先证者）	80
脊柱裂	0.3	4	60
无脑儿	0.2	2	60
先天性心脏病（各型）	0.5	2.8	35
精神分裂症	1.0	10	80
糖尿病（青少年型）	0.2	2~5	75
原发性高血压	4~8	20~30	62
冠心病	2.5	7	65
哮喘	4.0	20	80
消化性溃疡	4.0	8	37
强直性脊柱炎	0.2	7（男性先证者） 2（女性先证者）	70

三、多基因遗传病的遗传特点

1. 发病有家族聚集倾向，但不同于单基因遗传病。患者亲属发病率高于该病群体发病率，但进行系谱分析后，又不符合任何一种单基因遗传方式，患者同胞发病率远低于 1/2 或 1/4，大约只有 1%~10%。

2. 随着亲属级别的降低，患者亲属的发病风险明显下降。在群体发病率低的病种中，这种特征愈明显。如唇裂的群体发病率为 0.17%，患者一级亲属的发病率为 4%，二级亲属的发病率为 0.7%，三级亲属的发病率仅为 0.3%。

3. 有些多基因病的发病率存在种族差异，这说明不同种族或民族的基因库是不同的。

4. 当近亲婚配时，子女发病风险增高，但不如常染色体隐性遗传病那样显著，这与致病基因的累加效应有关。

5. 单卵双生患病的一致率高于双卵双生患病的一致率。

四、多基因遗传病再发风险的估计

1. **疾病的遗传度、群体发病率与再发风险**　如果某种多基因病的群体发病率在 0.1%~1% 之间，遗传度为 70%~80%，可利用爱德华（Edward）公式：$f=\sqrt{p}$，计算患者一级亲属的发病率。公式中 f 代表患者一级亲属发病率，p 代表群体发病率。例如，唇裂 ± 腭裂的群体发病率为 0.17%，遗传度为 76%，患者一级亲属的发病率为 4%。如果群体发病率过高或过低，则爱德华公式不适用。要了解群体发病率、遗传度和患者一级亲属发病率的关系，则需要看图 3-9。如原发性高血压的群体发病率约为 6%，遗传度为 62%，患者一级亲属的发病风险从图中即可查出约为 16%。

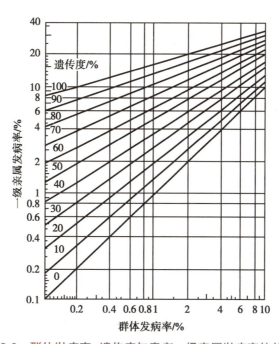

图 3-9　群体发病率、遗传度与患者一级亲属发病率的关系

2. **患病人数与再发风险**　当一个家庭中患者人数愈多，则亲属再发风险愈高。如一对表型正常的夫妇，生了一个唇裂的患儿后，再次生育时其子女再发风险为 4%；如果他们生过两个唇裂患儿，第三胎子女再发风险就会增高 2~3 倍，接近 10%。生育患儿越多，说明这对夫妇携带更多的致病基因，他们虽未发病，但易患性接近阈值，子女再发风险必将相应增高。这一点与单基因病不同，单基因病病人双亲基因型已明确，并严格按照孟德尔定律遗传，故其子女再发风险不会因为已

生出几个患者而改变。

3. 患者病情严重程度与再发风险　患者病情愈严重，其一级亲属的再发风险越高。这是因为病情严重的患者，其易患性必然远远超过发病阈值而带有更多数量的致病基因，由此推知其父母也会带有较多数量的致病基因。如果父母未发病，说明他们的易患性更接近阈值，再次生育时子女的发病风险也相应增高。例如：单侧唇裂患者同胞的再发风险为 2.46%；单侧唇裂并发腭裂患者同胞的再发风险为 4.21%；双侧唇裂并发腭裂患者，其同胞的再发风险为 5.47%。这一点也不同于单基因病，在单基因病中，不论病情的轻重如何，一般不影响其再发风险，仍为 1/2 或 1/4。

4. 发病率的性别差异与再发风险　当某种多基因病的群体发病率存在性别差异时，说明该病在不同性别中的发病阈值是不同的。在这种情况下，群体发病率高的性别阈值低，该性别患者的子女再发风险低；相反，群体发病率低的性别阈值高，该性别患者的子女再发风险高，这称为卡特（Carter）效应。如先天性幽门狭窄，男性的群体发病率为 0.5%，女性的群体发病率为 0.1%。男性患者的儿子发病风险为 5.5%，女儿发病风险为 2.4%；女性患者的儿子发病风险为 19.4%，女儿发病风险为 7.3%，这说明女性患者比男性患者带有更多的易患性基因。

第四节　染色体病

案例导入

张女士和她的丈夫表型正常，曾怀孕 5 胎，有 2 次流产。存活的 3 个孩子中，长女表型正常，但其染色体总数为 45 条；2 个儿子的染色体数均为 46 条，其中 1 个是先天愚型患儿。

工作任务：

1. 请思考该家庭可能存在哪种类型的染色体病？核型如何？
2. 从优生学的角度考虑，给张女士提供哪些生育指导意见？

一、染色体畸变

染色体畸变是指细胞中染色体数目和结构发生改变，是染色体病产生的基础，包括染色体数目畸变和染色体结构畸变。

（一）染色体数目畸变

正常人体细胞染色体，一半来自父亲，另一半来自母亲，共 46 条（23 对），即含有两个染色体组（2n），故称为二倍体。以二倍体为标准所出现的成倍性增减或某一对染色体数目的改变统称为染色体数目畸变。其主要类型如下：

1. 整倍性改变　体细胞内整组染色体的增加或减少。整组染色体的减少可形成单倍体，单倍体个体在人类尚未见到。整组染色体的增加可形成多倍体，包括三倍体、四倍体等。人类三倍体是致死的，在流产胎儿中较常见，存活到出生的极少，存活者多为二倍体和三倍体的嵌合体，四倍体比三倍体更为罕见。因此染色体的多倍性是造成胎儿流产的主要原因。

2. 非整倍性改变　体细胞内染色体的数目增加或减少一条或数条。这是临床上最常见的染色体畸变类型。非整倍性改变包括：①单体型：某号染色体减少一条，细胞内的染色体数目为 2n－1＝45。常见的有 45,X；45,XX（XY），－21。常染色体的单体型严重破坏基因平衡，因而是致死的，但 X 染色体单体型的女性可见于儿童或成人。②三体型：某号染色体多了一条，细胞内的染色体数目为 2n＋1＝47。临床上，不论常染色体病还是性染色体病，均以三体型最为常见。③多体型：某号染色体增加到四条或四条以上。

3. 嵌合体　一个个体含有两种或两种以上不同核型的细胞系，这种个体称为嵌合体。例如46,XY/47,XXY 和 45,X/46,XX 等。产生原因是受精卵在第一次卵裂或前几次卵裂时染色体发生了不分离或丢失。

（二）染色体结构畸变

染色体结构畸变是指染色体结构的异常改变。染色体断裂及异位重接是引起染色体结构畸变的基本原因。染色体断裂后，其断端具有黏性，断裂的片段可与原位重接，将不引起遗传效应。如果染色体断裂后发生丢失或与其他断端重新结合，这将引起各种染色体结构畸变。其主要类型（图 3-10）如下：

1. 缺失　染色体断裂后丢失了一部分称为缺失（del），分为末端缺失和中间缺失。

2. 倒位　一条染色体在中间发生两次断裂，形成的片段倒转 180° 后重新接合，造成染色体上的基因顺序的重排，称为倒位（inv），包括臂内倒位和臂间倒位。倒位往往不出现遗传物质的改变，故一般无明显的表现型效应。

3. 重复　一条染色体断裂下来的片段，连接到同源染色体中的另一条染色体的相应部位，结果造成前者丢失，后者重复（dup）。

4. 易位　一条染色体断裂下来的片段接到另一条非同源染色体上称为易位（t），主要有相互易位和罗伯逊易位。

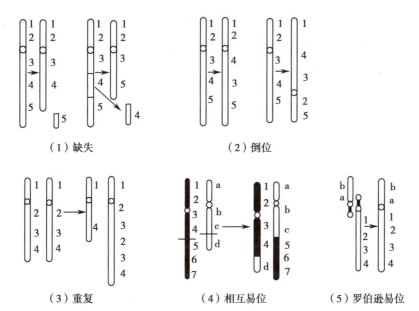

（1）缺失　　　　（2）倒位

（3）重复　　　　（4）相互易位　　　　（5）罗伯逊易位

图 3-10　几种常见的染色体结构畸变

二、常见染色体病

当染色体在数目或结构上发生异常改变，可能导致个体的生物性状发生改变，包括机体在形态和功能上出现的异常。由于染色体异常涉及许多基因，故机体的异常可能会涉及多个器官或系统，临床表现也多种多样。患者均具有严重或明显的临床症状，常表现为多种畸形的综合征，故又称为染色体异常综合征。临床症状主要表现在以下几个方面：生长发育迟缓、智力缺陷、多发畸形和皮肤纹理改变等。

（一）21 三体综合征

21 三体综合征又称先天愚型、唐氏综合征，是人类最早确认也是最常见的一种染色体病。21三体综合征在新生儿中的发病率为 1/800~1/600。

临床表现：患者呈特殊的呆滞面容（图 3-11），鼻梁低平，眼距宽，眼裂小，外眼角上倾，内眦赘皮，虹膜发育不全，常有斜视。耳小，耳位低。颌小，口常半开，舌大外伸，流涎。四肢关节过度屈曲，肌张力低。指短，小指内弯，其中间指骨发育不良。约 50% 的患者伴有先天性心脏病，其中室间隔缺损约占一半。患者常有皮纹改变，如通贯手，atd 角增大。所有患者均表现为不同程度的生长迟缓。男性患者可有隐睾，无生育能力。女性患者偶有生育能力，但将此病传给后代的风险较高。智力发育不全是 21 三体综合征最突出、最严重的表现，智商通常在 25~50 之间。智力较好的患者可学会阅读或做简单的手工劳动，较差者语言和生活自理都有困难。患儿性格温顺，好模仿，爱音乐，但行为动作倾向于定型，抽象思维能力受损最大。

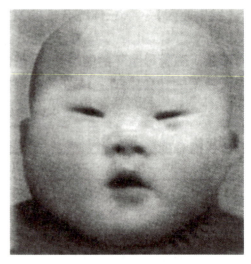

图 3-11　21 三体综合征患者

核型：多为三体型（约 92.5%），还有嵌合型（约 5%）和易位型（约 2.5%）。①三体型：核型为 47,XX（XY），+21。发生原因是配子形成过程中，21 号染色体发生不分离的结果。染色体不分离发生在母方的病例约占 95%，另 5% 见于父方。此型的发生率随母亲生育年龄的增大而增高，尤其是当母亲年龄大于 35 岁时其发病率明显增高。②嵌合型：核型为 46,XX（XY）/47,XX（XY），+21。发生原因是受精卵在胚胎发育早期的卵裂过程中，21 号染色体不分离所致，如果染色体不分离发生的时间越早，则异常的细胞系所占的比例就越大，临床症状就越重，反之临床症状就越轻。所以，此类型患者的临床症状多数不如 21 三体型严重、典型。③易位型：最常见的核型为 46,XX（XY），−14，+t（14q21q），即患者体细胞内少了一条正常的 14 号染色体，多了一条 14 号和 21 号染色体易位形成的染色体，临床症状与 21 三体型一致。患儿的父母多为年轻夫妇，可能有一方是 14q21q 平衡易位携带者。

治疗和预防：目前的治疗仅限于治标，如选用某些促进脑细胞代谢和营养的药物，对患者进行细心照料和适当训练。根据每一个患者的具体情况，进行适当的内外科治疗，如伴有其他严重畸形可考虑手术矫正。50% 的患者会在 5 岁前死亡。患者的平均寿命只有 16 岁，寿命取决于有无严重的先天性心脏病、白血病、消化道畸形及抗感染能力，随着医疗水平的提高，患者的寿命得到明显延长，可达 40 岁或更长。建议所有孕妇进行产前母血 21 三体综合征的筛查。35 岁以上的孕妇建议先进行遗传咨询，在孕期进行产前遗传学诊断。产前诊断确认胎儿染色体核型为 21 三体综合征时，要向孕妇家属解释其症状和预后，建议尽早终止妊娠。

（二）18 三体综合征

18 三体综合征又称爱德华（Edward）综合征，新生儿发病率约为 1/8 000~1/3 500，女性明显多于男性。

临床表现：患儿出生时低体重，生长发育迟缓，智力低下；手呈特殊握拳姿势，第三、四指紧贴掌心，第二、五指压于其上，下肢呈摇椅型足；头面部畸形，小额，低位耳，有一凸出的枕骨；95% 以上有先天性心脏病，多为室间隔缺损。由于患儿有严重畸形，出生后不久死亡。

核型：80% 患者核型为 47,XX（XY），+18，发生原因是患者母亲在形成卵子的减数分裂过程中 18 号染色体发生了不分离。另 10% 为嵌合型，即 46,XX（XY）/47,XX（XY），+18。其余为易位型。

治疗和预防：主要对症治疗，参照 21 三体综合征。患者预后差，大多出生后不久死亡，平均寿命 70d。出生后 1 个月内死亡占 30%，2 个月内死亡占 50%，1 岁内死亡达 90%。可幸运活到儿童期者，常伴有严重智力障碍和身体畸形。正常细胞比例高的嵌合体患者可存活达 10 岁以上。孕期超声检查结合母血生化指标筛查可以将大部分的病例筛查出来,核型异常者建议终止妊娠。有 18 三体综合征妊娠史者,再发风险会升高,须先进行遗传咨询。有 18 三体综合征生育史者,再次妊娠时必须行产前诊断。

(三) 13 三体综合征

13 三体综合征又称帕托(Patau)综合征,新生儿发病率约为 1/25 000,女性患者明显多于男性,发病率与母亲年龄增大有关。

临床表现:患者中枢神经系统发育严重缺陷,小头畸形,严重智力低下;小眼球或无眼球;小颌,多数有唇裂或腭裂;耳位低下,常有耳聋。80% 有先天性心脏病;多指/趾,摇椅型足;男性常有隐睾,女性多有双角子宫及卵巢发育不全等。

核型:80% 核型为 47,XX(XY),+13。15% 为易位型,核型为 46,XX(XY),-14,+t(13q14q),5% 为嵌合型,核型为 46,XX(XY)/47,XX(XY),+13。

治疗和预防:目前无特殊治疗方法。患者预后差,约 80% 出生后 1 个月内死亡,平均生存期为 130d,幸存者均有严重智力障碍及其他畸形。嵌合体患者存活时间较长。有典型 13 三体综合征妊娠史者,再发风险会升高,应做产前筛查和产前诊断,并行超声检查。如果双亲之一为罗伯逊易位携带者,由于只能产生三体或单体的合子,几乎 100% 流产。有 13 三体综合征生育史者,再次妊娠时必须行产前诊断。

(四) 5p 部分单体综合征

5p 部分单体综合征在常染色体结构畸变引起的疾病中居首位,发病人数占新生儿的 1/50 000,女性多于男性。

临床表现:患儿有猫叫样啼哭声,故又称猫叫综合征。智力低下,生长发育迟缓;小头,满月脸,眼间距宽,外眼角下斜,耳低位,小颌,腭裂,并指。约 50% 的病例有先天性心脏病。

核型:46,XX(XY),del(5)(p15)。这表明患者的 5 号染色体短臂有部分缺失,缺失的断裂点在 p15,即短臂 1 区 5 带远侧的片段缺失。

治疗和预防:无特殊治疗方法,主要采取对症治疗。死亡率较低,很多患者存活至成年,但他们的身高及体重低于正常人。对高危孕妇可做羊水细胞或绒毛膜细胞染色体检查进行产前诊断。

(五) 先天性睾丸发育不全综合征

本病于 1942 年由克兰费尔特(Klinefelter)等首先发现,故又称为克兰费尔特(Klinefelter)综合征。本病发病率比较高,在男性新生儿中占 1/1 000~1/500,在不育男性中占 1/10。

临床表现:患者外观为男性,儿童期无任何症状,青春期开始出现病症。患者身材高大(常在 180cm 以上),四肢细长;其体征呈女性化倾向,大部分人无胡须,无喉结,音调较高,体毛稀少,皮下脂肪丰富,皮肤细嫩,约 25% 的个体有女性乳房发育,其性情体态趋向于女性特点;第二性征发育不良,阴茎短小,睾丸小或隐睾,不能产生精子,故不育。少数患者伴有先天性心脏病,部分患者有轻度智力低下,一些患者有精神异常或精神分裂症倾向。

核型:80%~90% 患者核型为 47,XXY。发生原因是患者双亲之一在形成配子的减数分裂过程中性染色体发生不分离。少数患者核型为 46,XY/47,XXY,嵌合型患者中若 46,XY 的正常细胞比例大时,其临床症状较轻,可有生育能力。

治疗和预防:细胞遗传学检测是该综合征确诊的首选技术。本病无特殊疗法,只能对症治疗。从 12~14 岁开始,先用小剂量雄激素,根据反应逐渐加量,以促进第二性征发育、心理和行为的发展,改善骨质疏松。通过外科手术治疗,恢复男性体态,如乳房发育者行整形术,行脂肪抽吸术纠正女性体态。加强语言阅读和拼写方面的训练,注意精神病学、行为学方面的治疗。利用卵子细胞质内精子注射的辅助生殖技术进行人工受孕。对高龄孕妇做产前诊断。有先天性睾丸发育不全综合征生育史者,再发风险会升高,应先进行遗传咨询。

(六）先天性卵巢发育不全综合征

先天性卵巢发育不全综合征又称特纳（Turner）综合征，是由特纳在 1936 年首先描述的。在新生女婴中发病率约为 1/5 000~1/2 500，约 98% 的胎儿自然流产，故本病发病率低。

临床表现：患者外观女性，身材矮小（120~140cm 左右），后发际低，约 50% 患者蹼颈，肘外翻，乳间距宽，乳房发育差，乳头发育不良；卵巢发育差，为纤维条索状，无滤泡，子宫发育不全，外生殖器幼稚型，原发性闭经，一般无生育能力；智力一般正常，或有轻度障碍。

核型：患者核型多为 45,X，体细胞中只有一条 X 染色体。发生原因是患者双亲之一在形成配子的过程中，性染色体发生了不分离，约 75% 不分离发生在父方。另外还有核型为 45,X/46,XX 的嵌合型。

治疗和预防：患者一旦确诊，应进行全面的身体检查，并及时进行相应治疗，9 岁开始使用生长激素，促进生长。12 岁以后开始应用雌激素诱导青春期，改善第二性征的发育，促进月经来潮，预防骨质增生，促进生长。但应用生长激素可增加心血管疾病的发生风险，建议每年定期体检，持续终生。孕前双亲尤其是父方应远离诱发染色体畸变的各种因素，如药物、辐射、化学物质等。当已生育过先天性卵巢发育不全综合征患者的双亲再次生育时，须给予产前相关检查和进行产前诊断。

（廖林楠）

第五节　遗传病的诊断和治疗

遗传病的诊断是开展遗传防治和遗传咨询的基础，即通过对病史、症状和体征，实验室检查和遗传病特殊诊断技术，对所获得的资料进行归纳分析并确诊。目前大多数遗传病难以根治，部分遗传病能采取一定措施使患者的症状或功能得到改善，随着分子生物学和基因工程技术的飞速发展，遗传病的治疗会有突破性的进展。

一、遗传病的诊断

遗传病的病症涉及身体各组织器官，其临床诊断是一项复杂的工作，需要多个学科的密切配合。遗传病的诊断包括常规诊断和特殊诊断。常规诊断指与一般疾病相同的诊断方法；特殊诊断是指利用遗传学方法进行诊断，如系谱分析、染色体检查、基因诊断等，是确诊遗传病的关键。根据诊断时间的不同，遗传病诊断分为临症诊断、症状前诊断、产前诊断和胚胎植入前遗传学诊断。

（一）临症诊断和症状前诊断

临症诊断是根据患者已出现的各种临床表现进行检查、确诊，是遗传病临床诊断的主要内容。症状前诊断则是对有较高遗传病发病风险的个体做进一步检查、诊断，使他们在出现症状前能够得到明确诊断，对其在组织器官尚未出现器质性病变前进行必要的治疗和预防，也有助于遗传咨询。目前，症状前诊断的可靠方法只有 DNA 的分析。

1. 病史、症状和体征　通过病史采集、症状和体征的观察可协助进行遗传病的诊断。病史采集包括采集对象的主观描述、个体病案、家族史、婚姻生育史和患者发病时间等，遗传病大多有家族聚集倾向和特定的遗传规律，因而病史采集的真实性和完整性对后续的分析和研究至关重要。症状和体征可为遗传病的初步诊断提供线索，多数遗传病在婴儿或儿童期就有相应的体征和症状，可能还有其特异性综合征，除观察体貌特征外，还要注意其身体生长发育、智力发育、性器官和副性征的发育是否存在异常。

2. 系谱分析　根据对患者及家族成员发病情况的调查结果绘制系谱，有助于区分单基因病和多基因病等，明确遗传方式。系谱分析应注意系谱的系统性、完整性和可靠性。在单基因遗传分析中要特别注意诸如外显不全、延迟显性、显隐性的相对性、遗传印记、动态突变、线粒体病以及遗传异质性等问题,避免误判以及发病风险的错误估计。

3. 细胞遗传学检查 即染色体检查或核型分析,是应用较早的遗传病诊断的辅助手段。随着染色体显带技术,特别是高分辨染色体显带技术的应用,能够更准确地判定和发现更多的染色体数目和结构异常综合征,发现新的微小畸变综合征。染色体检查的指征包括:有明显智力障碍者;夫妇之一有染色体异常,如平衡结构重排或嵌合体等;家族中已有染色体异常或先天畸形的个体;生长迟缓或伴有其他先天畸形者;无精子症和男性不育症者;多发性流产妇女及丈夫;原发性闭经和女性不孕者;两性内外生殖器畸形者;疑为 21 三体综合征的患儿及其父母;原因不明的智力低下并伴有大耳、大睾丸和多动症者;35 岁以上的高龄孕妇。

4. 生化检查 包括临床生化检查和针对遗传病的特殊检查,主要是对由基因突变所引起的酶和蛋白质定量和定性分析,是遗传病诊断中的重要辅助手段,可对单基因病和先天性代谢缺陷疾病进行诊断。目前临床上常用的生物化学检查方法用于检测酶的缺陷和代谢中间产物,以血和尿液为主要检材。随着生化检查方法的不断改进,可采用滤纸片法和显色反应进行常规检测。

5. 基因诊断 也可称为分子诊断,是利用分子生物学技术,检测体内 DNA 或 RNA 在结构或表达水平上的变化,从而对疾病做出诊断。1978 年,华裔美国学者简悦威(Yuet Wai Kan)首次采用 DNA 重组技术对血红蛋白病进行产前诊断,开创了"基因诊断"的先河。目前,基因诊断已广泛应用于临床,不仅用于遗传性疾病,还用于某些感染性疾病和肿瘤的诊断。基因检测基本分析流程见图 3-12。

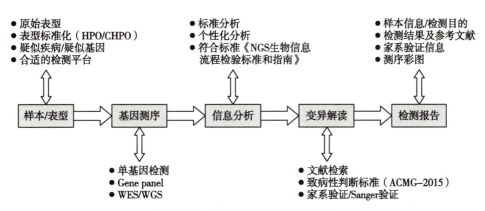

图 3-12 基因检测基本分析流程

基因诊断区别于传统诊断主要在于基因诊断是直接从基因型推断表现型,越过产物(酶或者蛋白质)直接检测基因最终做出诊断。基因诊断既可以对遗传病患者做出临症诊断和在发病前做出症状前诊断,还可以对有遗传病风险的胎儿/胚胎做出产前/植入前遗传学诊断;既不受基因表达的时空限制,也不受取材细胞或组织类型的限制,且可以有效检出携带者,因此,基因诊断已逐渐从实验研究进入临床应用,并且在遗传病的诊断中发挥着越来越重要的作用。

基因诊断的常用技术方法包括聚合酶链反应(PCR)、DNA 测序、基因芯片、核酸分子杂交等。

(1)聚合酶链反应(PCR):通过变性、退火、延伸的循环周期、使特定的基因或 DNA 片段在 2~3h 内扩增数十万至百万倍,大大缩短了诊断时间。PCR 常结合其他技术(如测序)进行遗传病的诊断。

(2)DNA 测序:是基因突变检测的"金标准",适应于已知和未知突变检测,不仅可确定突变的部位,还可确定突变的性质。第一代测序技术包括化学降解法和双脱氧测序法,其中后者较为常用。第二代测序又称为高通量基因组测序,目前已广泛用于全基因组重测序、外显子组测序、转录组测序、小分子 RNA 测序以及长链非编码 RNA 测序等方面。近年来随着二代测序成本的降低,高通量基因组学技术正逐渐走向临床应用,将推动个人基因组及个体化医学时代的到来。

(3)基因芯片:是一种高效准确的 DNA 序列分析技术,既可以检测基因突变,又可以检测基因的多态性，特别适用于多个基因、多个位点的同时检测。这一技术目前处于发展和优化阶段，已经有多种针对遗传性疾病、肿瘤检测的DNA芯片用于临床诊断。

（二）产前诊断

产前诊断又称宫内诊断、出生前诊断，是指对可能罹患遗传病的个体在其出生以前，利用各种方法予以确诊的技术。产前诊断以羊膜腔穿刺术和绒毛活检术等为主要手段，对羊水、羊水细胞、绒毛膜、胎儿脐血进行遗传学和生物化学分析，属于遗传病预防的重要环节，详见第七章第三节"产前筛查和产前诊断"。

（三）胚胎植入前遗传学诊断

胚胎植入前遗传学诊断是指从种植前的早期胚胎中，取出部分细胞检测疾病相关基因，从而筛选出正常的胚胎进行宫腔内移植。主要过程是将体外受精的胚胎发育到4~8细胞期，通过显微操作技术取出单个卵裂球，应用单细胞PCR、FISH技术、比较基因组杂交（CGH）基因芯片等技术进行快速遗传学分析，包括染色体检测、特定基因检测、医学需要的性别鉴定等，检测为正常的胚胎再植入母体子宫。

随着人工授精、体外受精、胚胎移植、卵细胞浆内单精子注射等辅助生殖技术的应用以及分子遗传学技术的不断发展，胚胎植入前诊断技术将产前诊断时限提早到胚胎植入之前，避免了传统产前诊断可能引起出血、流产和感染以及伦理问题，为降低遗传病发生率、控制遗传病患儿出生等提供了新的途径。

二、遗传病的治疗

随着医疗技术的发展，重组DNA以及基因编辑等技术在医学中的应用，遗传病的治疗已逐步从传统的手术治疗、饮食疗法和药物疗法等跨入了基因治疗的研究，逐步实现从根本上治疗遗传病。但是目前临床上对大多数遗传病的发病机制尚未完全清楚，现有的临床治疗技术无法实现修正缺陷基因。

（一）遗传病治疗的原则

不同类型遗传病的发病基础和机制不同，所涉及的器官、组织不同，临床表型也千差万别，所以遗传病治疗的首要原则是需要针对不同遗传病的发病机制采取个性化的治疗方法。另外由于遗传病的特殊性，在遗传病的治疗对象选择、疗效评估等方面也需有所考虑。

1. **遗传病的个性化治疗**　个性化治疗对于遗传病治疗尤为重要，因为个体的遗传物质缺陷是遗传病发生的物质基础，只有针对具体的遗传缺陷以及由其所导致的分子、细胞、组织以及器官水平的病理变化进行分析和处理，才能对遗传病进行有效治疗。首先，不同的遗传病是由不同的基因突变导致，即使是临床表现类似的疾病，由于实际的分子病理机制的差异，所采取的治疗方案也是不同的；其次，即使对于同一种遗传病，由于遗传异质性等原因，不同个体的缺陷基因也不尽相同。比如由苯丙氨酸羟化酶缺陷引起的苯丙酮尿症与由四氢生物蝶呤合成障碍引起的苯丙酮尿症，临床症状的严重程度不同，其治疗的方法和手段也有差异；最后，即使是同一种疾病同一个基因的突变，但是突变类型不同，其治疗策略也有不同。比如囊性纤维化主要是*CFTR*基因的突变导致，该基因的突变有六大类，共1 000多种，不同类型的突变需采用不同的方法来治疗。

2. **遗传病疗效的长期评估**　遗传病的治疗与一般疾病治疗的疗效不同，遗传病治疗的效果需要进行长期评估，有些治疗方法初期效果明显，但长期观察则达不到预期的目的或还会出现不良反应。例如，苯丙酮尿症可以在发病早期（或症状前）通过饮食控制进行预防性治疗，使患者因此不会发生严重的智力障碍，并具有正常或接近正常的智商，从近期疗效看，治疗效果是明显的。但随着年龄的增长，苯丙酮尿症患者还是会表现或轻或重的学习障碍，行为紊乱，故从远期疗效来看，这种治疗效果存在不足。地中海贫血患者经大量输血治疗后可能会使患者铁过量。用凝血因子治疗血友病时，患者会因此产生针对输入的凝血因子的抗体。总之，由于遗传病的特殊性，其治疗的效果需要有一个十分谨慎而长期的评价。

3. 症状前患者和杂合子的治疗 尚未出现临床表现的一些症状前患者在一定条件下会发病，而不少杂合子遗传病患者也会表现出临床症状，严重者可致死。对于此类疾病患者可采用一些预防性的治疗措施来防止其发病或出现相应的临床症状，但是是否应该实施治疗不能一概而论，需取决于这类疾病的严重程度，治疗的近期、远期效果，药物不良反应大小，还取决于人们对这种问题的伦理道德取向。

（二）遗传病的治疗方法

从基因突变到临床表现的出现，其间涉及许多过程，每一过程都可能成为遗传病治疗的关键。遗传病治疗策略包括：针对突变基因的体细胞基因的修饰与改善；针对突变基因转录的基因表达调控；蛋白质功能的改善；在代谢水平上对代谢底物或产物的控制；临床水平的内外科治疗以及心理治疗等。在具体遗传病治疗的策略选择上，不同的遗传病需要根据累及的器官、治疗的效果和经济性来综合评估选择适宜的治疗方法。

1. 手术治疗 当遗传病发展到已出现各种临床症状尤其是器官组织已出现了损伤，应用外科手术的方法对病损器官进行切除、修补或替换，可有效地减轻或改善症状。手术疗法主要包括手术矫正和器官移植两方面。

（1）手术矫正治疗：外科手术矫正是手术治疗中的主要手段，如修补和缝合唇裂、腭裂，矫正先天性心脏畸形及两性畸形等。另外，对患有某些遗传病的胎儿进行宫内手术治疗是目前遗传病治疗领域的一种有意义的创新实践，如对常导致智力障碍的脑积水胎儿实施子宫内脑室引流术，将过多的脑积液通过塑料导管引至羊膜腔，可防止胎儿脑组织萎缩。

（2）器官和组织移植：根据遗传病患者受累器官或组织的不同情况，有针对性地进行组织或器官的移植是治疗某些遗传病的有效方法。例如，对家族性多囊肾、遗传性肾炎等进行肾移植；对重型β地中海贫血施行骨髓移植术等都可以达到一定的治疗效果。

2. 药物和饮食治疗 药物和饮食治疗在代谢控制、突变蛋白质功能改善和基因表达调控等方面都能开展遗传病的治疗，尤其是在先天性代谢缺陷疾病方面有不少颇见成效的案例，是目前遗传病治疗中最为常见的手段。药物和饮食治疗的实施过程可分为出生前治疗、症状前治疗和临症患者治疗，主要原则是"禁其所忌""去其所余""补其所缺"等。

（1）禁其所忌：饮食控制对部分先天性代谢缺陷疾病是传统而有效的方法。有些遗传病可以在其母亲怀孕期间就进行饮食治疗，使患儿症状得到改善。例如，当胎儿患有半乳糖血症风险时，饮食可限制孕妇乳糖和半乳糖的摄入量而以其他水解蛋白（如大豆水解蛋白）所代替，孩子出生后禁用人乳和牛乳喂养，患儿可正常发育。

（2）去其所余：对于一些因酶促反应障碍，导致体内贮积过多的代谢产物，可使用各种物理或化学方法抑制过多的毒物生成或将其排除，使患者的症状得到明显的改善，称为去余。比如，地中海贫血患者因长期输血，易发生含铁血黄素沉积症，可使用去铁胺 B 与铁蛋白形成整合物，去除体内多余的铁。家族性高胆固醇血症，采用血浆去除术可使患者血中的低密度脂蛋白（LDL）在体外与肝素等形成难以通过滤器的不溶性复合物，当回输时不能通过滤器进入患者体内，可使家族性高胆固醇血症患者血中胆固醇水平下降50%，疗效显著。

（3）补其所缺：某些遗传病是由于基因缺陷而不能形成机体所必需的代谢产物或者蛋白，如给予补充相应的代谢产物或者蛋白，即可使症状得到明显的改善，达到治疗目的，即称补缺。如对于乳清酸尿症患者，因体内缺乏尿苷而引起贫血、体格和智能发育障碍，如果给予尿苷治疗，症状即可得到缓解；某些因 X 染色体异常所引起的女性疾病，可以通过补充雌激素，使患者的第二性征得到发育，也可以改善患者的体格发育。有些遗传病，可通过采用症状前药物治疗来预防相应病症的发生而达到治疗的效果。如发现新生儿甲状腺功能减退，可给予终身服用甲状腺素制剂，以防止其发生智能和体格发育障碍。

（4）酶疗法：遗传性代谢病往往是由于基因突变导致酶的缺失或活性降低，临床可用酶诱导和酶补充的方法进行治疗，从本质上来说，酶疗法也是补其所缺。例如，遗传性高胆红素血症 I 型，又称吉尔伯特（Gilbert）综合征，是一种常染色体显性遗传病，患者因肝细胞内缺乏尿苷二磷酸葡萄糖醛酸转移酶，使胆红素在血中滞留而出现黄疸、消化不良等症状，若对此类患者采用苯巴比妥治疗，即可使症状消失，因为苯巴比妥能诱导肝细胞滑面内质网合成尿苷二磷酸葡萄糖醛酸转移酶。

3.基因治疗　是运用遗传操作技术，纠正或者替代细胞中的缺陷基因，或对基因的表达进行干预，实现功能的恢复、替代或补偿，从而达到治疗遗传性或获得性疾病的目的。基因治疗的应用一开始主要是针对单基因遗传疾病，尤其是发病机制比较清楚的疾病。根据患者病变的不同，设计如何对基因的结构或者表达进行干预，从而达到功能的改善是基因治疗策略的核心。基因治疗遗传操作的技术类型主要包括基因修复、基因增强、基因失活、"自杀基因"的应用、免疫基因治疗、基因抑制等。目前在临床上经过基因治疗获得确切疗效的疾病包括腺苷酸脱氨酶缺乏症、血友病、家族性脂蛋白脂酶缺乏症、β地中海贫血、家族性高胆固醇血症和囊性纤维化等。基因治疗在癌症、心血管病、呼吸疾病、创伤愈合、神经性疾病等方面具有不可估量的应用前景。

但是，基因治疗面临的安全问题和伦理问题需引起重视。如已有的基因治疗在进行临床研究时大多应用病毒载体，需要研究清楚载体病毒源性蛋白对人体的安全性。同时，基因治疗技术能够对人类的基因组做出改变，也就引起一些关于转基因治疗的伦理学争论。

ER 3-5

练习题

思考题

1.甲型血友病属于 X 连锁隐性遗传病，男孩儿亮亮为甲型血友病患者，他的父母、祖父母、外祖父母、姐姐都正常。

请思考：

（1）亮亮的致病基因最可能的来源途径是什么？

（2）亮亮的姐姐有可能是携带者吗？

2.患儿小强，3 岁，智力低下，舌大外伸，眼裂小，眼距宽，塌鼻梁，通贯手。

请思考：

（1）小强可能患的是什么病？

（2）要诊断小强所患的疾病首先应采用什么方法？

3.先天性幽门狭窄是一种多基因遗传病，男性的发病率是女性的 5 倍，请预测不同性别后代的发病风险如何？

4.常见遗传病的诊断方法有哪些？什么是基因诊断？基因诊断的常用技术方法包括哪些方面？

5.遗传病治疗方法的选择主要从哪几个方面进行考虑？治疗方法有哪些？

（任　敏）

第四章 | 围孕期风险因素暴露

ER 4-1
教学课件

ER 4-2
思维导图

学习目标

1. 掌握环境理化因素、药物暴露对优生的影响及用药原则。
2. 熟悉孕期营养、感染性疾病和疾病因素对优生的影响。
3. 了解母亲因素、心理社会因素对优生的影响。
4. 学会分析各种围孕期风险因素对优生的影响。
5. 具备尊重围孕期妇女、耐心开展优生宣教的意识和基本能力。

围孕期是指受孕前、受孕时、受孕后的一段妊娠关键期。生命早期是机体组织分化和器官生长发育最为快速的时期，是对各种不良因素最为敏感的时期。在此期，不良的刺激会影响特定器官的组织结构和生理功能，对胎儿的生长发育及出生时、儿童期及成年后疾病的发生有着重要作用。围孕期风险因素是指在围孕期通过环境、职业、医源性等方式接触到的致畸因子，致畸因子会直接或间接地作用于胚胎，影响胎儿生长发育，导致功能紊乱和畸形，包括理化因素、药物因素、营养因素、感染性疾病、母体因素等。

第一节 环境理化因素

案例导入

郑先生和王女士买下了一套新房，新房装修 2 个月后，未经过充分开窗通风及除甲醛等处理，两人便搬了进去。不久王女士就怀孕了，当进行产前检查时，发现胎儿头部积水，发育畸形，医生建议选择流产。

工作任务：
1. 装修会产生哪些物理、化学因素对胎儿造成危害？
2. 这些物理、化学因素会对胎儿造成怎样的危害？

有害的环境理化因素一般来自环境污染，包括物理因素和化学因素，是对人体健康和优生影响最大的因素。

一、物理因素

与出生缺陷有关的物理因素主要有电离辐射、噪声、高温、电磁辐射、振动、机械性压迫损伤等。

（一）电离辐射

电离辐射是指能引起物质电离的辐射，包括 α 射线、β 射线、γ 射线、X 射线、中子射线等。电离辐射是环境中最严重的物理致畸因子，其中以各种放射线最为常见。目前人们接受电离辐射的主要来源是放射诊断，如医学上使用的 X 射线诊断机、γ 射线治疗机、放射性核素试剂等。

机体对电离辐射的反应程度取决于电离辐射的种类、剂量、照射条件及机体的敏感性。电离辐射引起的放射病是机体的全身性反应，几乎所有器官、系统均发生病理改变，但以神经系统、造血器官和消化系统的改变最为明显。研究表明，长期小剂量电离辐射可引起基因突变，大剂量可引起染色体畸变。小剂量放射线照射卵巢，妇女会出现月经周期延长，0.774C/kg（3 000R）以上剂量照射可造成不能恢复的损伤，导致不孕。

放射线对妊娠全过程都有不同程度的影响。妊娠前或妊娠早期，若接受过量 X 线照射，可导致精子、卵细胞、受精卵受到损伤，引起流产、死胎、胎儿多发畸形、大脑发育迟缓，甚至造成白血病和恶性肿瘤；妊娠的前 3 个月，胚胎和胎儿对 X 线最为敏感，即便是治疗剂量，也可发生畸形；妊娠中期、晚期 X 线对胎儿的影响较小，但可导致胎儿生长受限，并可能造成发育较晚的系统畸形。电离辐射最易使中枢神经系统受损，引起新生儿小头畸形或脑积水。因此育龄期妇女应尽量避免接触电离辐射，以免对胎儿造成影响。若必须进行放射性检查，应咨询医生最佳怀孕时间，建议在检查 3 个月后再怀孕。

（二）噪声

噪声是声源做无规则振动时发出的声音。随着工业和交通事业的发展，噪声对人体健康的影响日益受到重视。长期接触噪声可致女性内分泌功能紊乱，月经周期异常、经期延长、经量增多、痛经等发生率增高。孕妇长期受噪声困扰，可造成精神紧张、内分泌失调，会引起子宫收缩，影响胎儿的血液供应，并导致流产、早产、胎儿生长受限或先天畸形等。

噪声强度愈大，频率愈高，对身体危害愈大。40dB 以下的声音对人体没有明显的不良影响；85dB 的噪声对女性生殖功能有影响，尤以接触 90dB 以上的噪声影响最为严重，使妊娠合并症增多，自然流产、早产率增加；噪声对中枢神经系统有强烈刺激，经常处于 100dB 以上噪声下所生子女，儿童期表现为智力低下、听力受损。

（三）高温

高温也是人类的一种致畸因素。孕早期母亲发热或环境暴露引起体温过高，如洗过热的热水浴、盛夏中暑、高温作业、剧烈运动等，早期胚胎生活在高温环境下，能够降低细胞增殖，增加细胞凋亡，从而干扰神经管的发育，使子代神经管缺陷、小头、面部异常的风险增高，还会造成胎儿流产、死产发生率增加，特别是胎儿的中枢神经系统最易受损伤，出生后智力低下。因此，孕妇要尽量避免各种高热，如不去桑拿浴、不用太热的水洗澡等。另外，高温环境对男性精子质量也有不良影响。

二、化学因素

各种农药及环境污染物均可能导致出生缺陷的发生率增高。

（一）化学农药

农药对出生缺陷的发生有一定的影响。目前研究已经证实有 30 多种农药对生殖细胞和胚胎有损害作用。农药进入妇女体内，可引起遗传性及非遗传性损害。目前人的自发突变中 60%~70% 是由于化学因素的作用，农药是化学因素中重要的物质之一，对人的发育影响往往从第二代直至第三代时才开始出现。有些农药在体内有明显的蓄积效应，化学农药可通过胎盘屏障，对胎儿产生多种影响。

我国应用最广泛的农药为有机磷农药。有机磷农药主要包括敌百虫、敌敌畏（DDV）等，具有杀虫效率高、范围广、成本低、对植物药害小、蓄积毒较小、选择作用高等特点，广泛应用于农业中。这些农药的毒性作用主要抑制胆碱酯酶活性，引起神经功能紊乱。因其使用广泛导致被有机磷农药污染蔬菜、水果和粮食作物的现象相当普遍。当接触被有机磷农药污染过高的瓜果、蔬菜和粮食时，可影响母体的受孕能力或胚胎发育，造成自然流产、早产、死胎或死产。

鉴于多种农药均有致畸和致突变倾向，在使用农药时需要特别小心，遵循安全使用说明，尽量选择低毒、对环境友好的农药，特别是妇女在备孕期、妊娠期及哺乳期应避免接触农药。

（二）环境污染

环境污染对优生有危害。长期从事会接触到各种有害化学工业物质的某种职业，其工作环境和劳动过程会对劳动者以及子代的健康产生影响。其主要有铅及其化合物、汞及其化合物、亚硝酸盐、有机溶剂等。

1. 铅及其化合物　工业生产中铅及其化合物主要用于电缆、蓄电池、铸字、放射防护材料及汽油等。此外，制药工业的醋酸铅、农药中的砷酸铅、工厂排放的废气、汽车尾气、取暖和动力燃烧铅管放出的废气、劣质化妆品及含铅的松花蛋等都成为环境铅的来源。

由于铅对环境污染十分普遍，人们可经呼吸道、消化道、皮肤接触等多种途径摄入铅，也可通过胎盘、乳汁作用于后代，铅可在体内蓄积而造成伤害。铅及其化合物对生殖细胞具有杀伤作用，铅作业男性工人，若防护不当，导致男性精子减少、活性降低以及畸变增加；铅作业女工或男工的妻子可出现不孕、自然流产、死产、早产及婴儿死亡率增高，且婴儿发育迟缓、智力低下、出生体重低，因此，长期与铅接触的女工，在妊娠前后一段时间，应脱离含铅环境。铅作业孕妇的胎儿血铅及胎盘铅含量高于正常水平，铅为神经毒性物质，主要作用于胎儿神经系统，可造成日后行为及学习能力缺陷。因此，孕妇与乳母，应从事不接触铅的工作。

2. 汞及其化合物　汞在工业上的用途十分广泛，各种塑料，化工生产中用汞作催化剂，仪表、仪器、电池、电子等用汞作填充剂，无机汞和有机汞化合物还用作杀虫剂、防腐剂和选种剂。随着工业的发展，汞进入环境的机会越来越多，有可能污染作物和粮食。汞及其化合物主要通过呼吸道进入人体。有机汞多由于食用被其污染的食品经口侵入人体。

汞及其化合物是一种强烈的致畸因子。长期接触汞的女性表现为无月经、经量少，不孕、自然流产、早产发生率高。汞及其化合物也可经过胎盘进入胎儿血液循环而导致胎儿中枢神经系统发育迟缓、脑畸形、抽搐、行为和智力缺陷等。特别是甲基汞不仅易于通过胎盘，而且可以通过血脑屏障，进入脑组织和脊髓，因此对胚胎的毒性作用最大，引起水俣病；因此，妇女妊娠前后都要避免接触汞。

知识拓展

水 俣 病

1953 年日本水俣市发生了以神经系统症状为主的疾病流行，患儿大多于出生 3 个月后先后出现严重精神迟钝，协调障碍，共济失调，步行困难，语言、咀嚼、咽下困难，生长发育不良，肌肉萎缩，大发作性癫痫，斜视和发笑等各种症状，被称为“先天性水俣病”。经调查，发现缘于当地一家氮肥厂将含甲基汞的废水排入水俣湾，人们食入被甲基汞污染的鱼、贝而引起中毒。

---

3. 亚硝酸盐　腌制肉制品、泡菜及变质的蔬菜含亚硝酸盐，亚硝酸盐可透过胎盘进入胎儿体内，6 个月以内的胎儿对亚硝酸盐特别敏感，对胎儿有致畸作用。亚硝酸盐对幼儿也有极大的危害，临床上患高铁血红蛋白血症的婴儿即是食用亚硝酸盐或硝酸盐浓度高的食品引起的，症状为缺氧、发绀，甚至死亡。

4. 有机溶剂　苯、甲苯和二甲苯是很强烈的致癌物，主要来自室内装修和家具中的涂料、油漆和黏合剂。苯系化合物影响人体造血系统，会使红细胞、白细胞和血小板减少，是诱发新生儿再生障碍性贫血和白血病的主要原因。还会对接触者的生殖系统造成影响，主要有染色体畸变、月经失调、受孕率下降、自然流产、出生畸形及后代智力低下等。

第二节　药物暴露

药物暴露是优生咨询中最常见的咨询内容之一。围孕期药物暴露是指在怀孕前后一段时间内使用过药物或接触过药物。对于育龄期女性来说，妊娠期用药具有一定的特殊性，如果用药不当，有可能影响胚胎发育，导致胎儿出生缺陷。

一、药物暴露时间

围孕期药物暴露导致的致畸作用主要与用药时胚胎发育时期、药物性质、胎儿对药物的敏感性，以及用药剂量大小和用药时间长短有关。受精后 2 周内是着床前期，此期的受精卵尚未与母体接触，还在输卵管腔或宫腔分泌液中。故在着床前期药物对其影响不大，若药物对胚胎毒性极强可以造成早期流产。此期，药物对胎儿的影响是"全"或"无"现象。"全"是表示胚胎受损严重导致死亡；"无"是指无影响或影响很小。受精后 3~8 周，即停经后 5~10 周，此期为胚胎期，主要器官在此期发育形成，为"致畸高度敏感期"。此期孕妇用药，其毒性能干扰胚胎、胎儿组织细胞的正常分化，任何部位的细胞受到药物的影响，均可能造成某一部位的组织或器官发生畸形。

二、药品安全分类

美国食品药品监督管理局（FDA）将药品的安全性分为 A、B、C、D、X 5 类。

A 类：在设对照组的药物研究中，妊娠首 3 个月的妇女未见到药物对胎儿产生危害的迹象（并且也没有在其后 6 个月具有危害性的证据），该类药物对胎儿的影响甚微。常见的 A 类的药物有电解质、葡萄糖、甲状腺素类药物、各种维生素（如维生素 B、维生素 C、叶酸、烟酸）等。

B 类：在动物生殖试验中未见到药物对胎儿有危害，或在动物生殖试验中，发现药物有副作用，但这些副作用并未在设对照的、妊娠首 3 个月的妇女中得到证实（也没有在其后 6 个月具有危害性的证据）。常用的抗生素均属此类，如青霉素族及绝大多数的头孢菌素类药物都是 B 类药。解热镇痛药中吲哚美辛、双氯芬酸、布洛芬均属 B 类药。

C 类：在动物研究中证实对胎儿有危害性（致畸或胚胎死亡等），或尚无设对照的妊娠妇女研究，或尚未对妊娠妇女进行研究。本类药物只有在权衡对孕妇的益处大于对胎儿的危害之后，方可使用。抗结核药中的利福平、异烟肼，抗真菌药中的咪康唑、伊曲康唑，抗病毒药中的阿昔洛韦、齐多夫定等都属于 C 类药。利尿剂中呋塞米（速尿）、甘露醇为 C 类药。在肾上腺皮质激素类药物中，倍他米松及地塞米松属 C 类药。

D 类：有明确证据显示，药物对人类胎儿有危害性，所以对孕妇需权衡利弊后方予应用，如孕妇生命垂危或疾病严重而无法应用较安全的药物或所患疾病用其他药物治疗无效时。抗生素中四环素族是个典型，可引起乳牙变色，甚至可引起恒牙萌出推迟；链霉素可能影响胎儿听力为 D 类药；抗肿瘤药物基本属于 D 类；镇静和催眠药中地西泮、氯氮卓、甲丙氨酯等都是 D 类药。

X 类：对动物和人类的药物研究或人类用药的经验表明，药物对胎儿有危害，而且孕妇应用这类药物无益。X 类药物致畸率高或对胎儿危害很大，因此，禁用于妊娠或可能妊娠的患者。除黄体酮属 D 类外，所有的性激素及相关的药物都属于 X 类药物。麻疹、风疹、天花疫苗等活的减毒疫苗均属于 X 类药物，可能造成胎儿感染，从胎儿安全性考虑，妊娠的前 3 个月接种疫苗较合适。代谢类药物甲氨蝶呤、氟尿嘧啶、造影剂碘化钠、皮肤科用药异维 A 酸及异维 A 脂、抗病毒药利巴韦林、降脂药普伐他汀等均属 X 类药。

三、围孕期用药原则

围孕期用药应注意如下原则：①围孕期用药建议参考美国 FDA 的分类标准；②用药必须有明确的适应证和指征，避免不必要用药；③必须在医生指导下用药，不要擅自用药；④妊娠早期（妊娠 12 周以内）能不用药者尽量不用药，用药时清楚了解孕周，严格掌握剂量，及时停药；⑤围孕期用药要非常慎重，对于非急性疾病可以暂不用药；⑥用药有明确的指征，在多种药物可供选择的情况下，选择同类药物中疗效稳定、可靠，对胎儿影响最小的药物，以增加用药的安全性；⑦能单独用药，就避免联合用药，以免增加不良反应；⑧能用疗效肯定的药物，避免用尚难确定对胎儿有无不良影响的新药。

第三节　营养因素

> **案例导入**
>
> 张大妈的儿媳李女士怀孕了，因为意外怀孕，加上李女士因一直节食，身体比较消瘦。张大妈担心儿媳的营养状况，还听说缺乏叶酸，对胎儿不好，建议儿媳多吃肉类食品和蔬菜，再补充点叶酸。李女士接受了婆婆的建议，去当地妇幼保健院寻求孕期保健指导，医生给予了孕期营养和增补叶酸的具体意见，最终李女士生了一个健康聪明的宝宝。
>
> **工作任务：**
> 1. 请思考孕期营养缺乏会对胎儿有什么影响？
> 2. 若李女士缺乏叶酸，其胎儿会受到什么影响？

妊娠期孕妇除满足自身需要的营养外，还需要保证受精卵在孕期发育成为成熟胎儿所需的营养。整个孕期需要摄取足够的蛋白质、碳水化合物、脂肪、无机盐和维生素，才能满足胎儿的正常生长发育。营养素缺乏或摄入过多均会破坏母体和胎儿的营养均衡，增加母体患病概率和胎儿出生缺陷发生概率。

一、孕期营养与出生缺陷

（一）蛋白质

蛋白质是构成人体细胞、组织和器官的重要组成成分，是生命活动的物质基础。孕妇需要一定数量的蛋白质来供给子宫、胎盘及乳房等器官发育，胎儿需要蛋白质构成其自身的组织。孕期若蛋白质摄入不足，可致孕妇体内血清蛋白水平下降，易出现妊娠期高血压疾病，增加滞产和产后出血的可能性，并使产后恢复迟缓，乳汁分泌稀少。孕期蛋白质摄入严重不足可致胎儿脑细胞数目减少，智力发育受阻。因此，孕妇应保证在妊娠各个阶段都要摄入适当的蛋白质，以满足妊娠不同时期机体对蛋白质的需要，比如孕中期和孕晚期每日要比未孕时增加 15g 和 20g 蛋白质，分别达到 80g 和 85g。蛋白质的最佳来源是肉、蛋、奶、鱼和大豆类等食品，孕妇、生长发育期的儿童、恢复期的患者，应保证适当的蛋白质摄入，以满足机体对蛋白质的需要。

（二）碳水化合物

碳水化合物又称糖类，是人类最主要的能量来源。母体在妊娠期基础代谢率升高，孕妇除了供给自身及胎儿热量外，还需要储备一定数量的糖类作为热量来源，以满足分娩及产后乳汁分泌的需求，因此，孕期所需糖类的量比非孕期多。妊娠期不同阶段对糖类的需要并不均衡，如妊娠早期胎儿生长速度较慢，需要增加的糖类不多，而随着妊娠月份的增加，胎儿和母体蛋白质、脂肪储存加速,对糖类及各种营养素的需要量急剧增加。由于胎儿组织的脂肪酸氧化酶活力较低,无法利用脂肪供能,葡萄糖是胎儿能量的主要来源,因此,孕期摄入的糖类与婴儿出生体重密切相关。妊娠中、晚期体重每月增加不足 1kg 的孕妇,分娩低体重儿的概率增加或引起各种产科并发症。反之,若糖类摄入过多,妊娠 5 个月后体重平均每周增加超过 0.5kg 者,可致胎儿过大,增加分娩困难,日后小儿易发生肥胖。因此,孕期需要科学、合理地安排膳食,以增进母婴的健康。谷类、薯类和水果富含碳水化合物,应合理摄入。

(三)脂类

脂类是脂肪、类脂的总称,脂类不仅是重要的能源物质,还是组成人体的重要成分。从妊娠开始,母体需要储备大量脂肪,体脂含量平均增加 3~4kg,主要用于满足产后泌乳所需;孕期摄入适量的脂类对胎儿发育极其重要,因为婴儿的脑及智力发育、视觉发育、皮肤健康等生命过程中需要更多脂肪;孕晚期,母体尚需通过胎盘转运大量脂肪,供给胎儿用于脂肪形成,胎儿储备的脂肪约为其体重的 5%~15%。脂肪中的脑磷脂、卵磷脂及二十二碳六烯酸(DHA)是胎儿脑发育的重要物质,DHA 能促进大脑细胞发育,增加大脑细胞的数量。因此,为了胎儿的脑发育,应多摄入富含磷脂的豆类、蛋黄。

机体生理需要而机体不能合成必须由食物供给的,多为不饱和脂肪酸,也称之为必需脂肪酸,脑细胞的增殖、视网膜的发育需要一定量的必需脂肪酸,如亚油酸、亚麻酸、花生四烯酸。必需脂肪酸缺乏还可导致皮肤湿疹样病变、脱发、婴儿生长发育迟缓等,因此,孕妇每天应在膳食中补充 20~30g 脂类物质,但不应超过 50g,脂肪的摄入应以含有必需氨基酸较多的植物脂肪为主,如大豆、花生、芝麻、核桃等,不宜摄入过多富含饱和脂肪酸的动物性脂肪,以免血脂增高,同时增加肝脏的负担,造成孕妇肥胖和妊娠高血压综合征等并发症。

(四)无机盐

无机盐又称矿物质,和维生素一样,都是人体必需的营养素。

1. 钙 是人体骨骼和牙齿的主要成分。若母体缺钙严重或时间过长,则胎儿骨骼钙化和生长发育将不能正常进行,从而引起先天性佝偻病。奶及奶制品是钙的良好来源,虾皮、海带、黄豆及蛋黄等食物中含丰富的钙质。2022 年中国营养协会制订的孕期钙适宜摄入量(AI)为孕早期 800mg,孕中期 1 000mg,孕晚期 1 200mg。

2. 铁 是组成血红蛋白的主要成分之一。孕妇缺铁导致妊娠期高血压疾病、产褥感染、贫血性心脏病及胎儿生长受限、胎儿宫内窘迫等发病率上升。富含铁的食物有动物肝脏、血、肉类、鱼类、黑木耳、紫菜及豆制品等。2022 年中国营养协会制定的孕期铁适宜摄入量为孕早期 15mg,孕中期 25mg,孕晚期 35mg。

3. 锌 是许多种重要酶的组成成分,参与核酸和蛋白质的合成。锌缺乏与胎儿宫内发育迟缓有关。妊娠早期缺锌易引起胎儿畸形,特别是中枢神经系统畸形发生率较高。鱼、蛋、肉、肝、花生、核桃、豆、谷类等食物中锌含量尤为丰富。2022 年中国营养协会制订的孕期锌推荐摄入量(RNI)为孕早期 11.5mg,孕中晚期 16.5mg。

4. 铜 构成许多含铜酶及含铜生物活性蛋白质。铜缺乏对大脑和心脏发育影响较大,导致心脏、骨骼、血管和神经功能缺损等不良妊娠结局。贝类食物中含铜较高,如海蛎、生蚝等,动物肝肾及坚果类、谷物胚芽、豆类等含铜也较为丰富。中国营养协会尚未制订孕妇膳食铜的摄入标准。

5. 碘 是人体必需的微量元素之一,甲状腺素的合成必须利用碘。碘缺乏可引起甲状腺素合成减少导致甲状腺功能减退。研究显示,围孕期和孕期碘摄入量低于 25μg/d 时,新生儿可出现克汀病。海产食品含碘丰富,如海带、紫菜、海鱼、虾、贝类、海参、海蜇等。中国营养协会制订的孕期膳食碘的推荐摄入量(RNI)为 200μg。

（五）维生素

维生素是维持机体正常生理功能不可缺少的一类营养素，由于体内不能合成或合成不足，因此须从膳食中获取。

1. 维生素 A 有助于人体细胞的增生和生长，并能增强机体抵抗力。在胚胎发育早期缺乏维生素 A，胎儿可出现唇裂、腭裂、小头畸形等。妊娠期维生素 A 缺乏，还可引起胎儿发育不全、生长受限及早产，产妇易出现产褥感染。动物的肝脏、鱼肝油、蛋类、奶类及鱼卵是天然维生素 A 的最好来源。胡萝卜素为维生素 A 的前体物质，绿色蔬菜、甘薯、胡萝卜、菠菜、木瓜、芒果等含胡萝卜素较多。我国推荐的供给量为孕早期 800μg 维生素 A 当量，孕中晚期 900μg 维生素 A 当量。

2. 维生素 B_1 维生素 B_1 与机体的糖代谢有关，能促进食欲，帮助消化，促进胎儿的生长，并能保护神经系统和心脏。维生素 B_1 的需要量与新陈代谢成正比，随热量供给量的增加而增加。孕期母婴新陈代谢率增高，因此，对维生素 B_1 的需要量也增加。富含维生素 B_1 的食物在谷类、豆类、干果类、动物内脏（肝、心、肾）、瘦肉、禽蛋中含量也较多。我国推荐孕妇的维生素 B_1 的供给量为 1.5mg。

3. 维生素 B_{12} 在脱氧核糖核酸（DNA）的合成中起着重要作用，可以促进机体对叶酸的利用，促进细胞的发育和成熟。孕期若缺乏维生素 B_{12}，可导致孕妇发生巨幼红细胞性贫血。孕早期补充维生素 B_{12} 和叶酸对预防神经管缺陷有一定作用。维生素 B_{12} 食物来源为肉类、动物内脏、鱼、禽及蛋类等。

4. 维生素 C 参与体内氧化还原反应，促进细胞正常代谢，促进细胞间质中胶原蛋白的合成。同时，对胎儿骨骼和牙齿的正常生长发育、造血系统的健全及机体抵抗力等都有促进作用。胎儿生长发育，需要大量的维生素 C。若孕妇维生素 C 摄入不足，易引起胎儿发育不良，可能造成流产、早产，胎儿出生后也易患贫血和维生素 C 缺乏病。维生素 C 主要来源于新鲜蔬菜和水果，一般叶菜类蔬菜含量比根茎类多，酸味水果比无酸味水果多。中国营养协会推荐的维生素 C 的摄入量为孕早期 100mg，孕中晚期 130mg。

5. 维生素 D 能促进钙、磷的吸收，并促进其在骨骼中沉淀，对骨骼钙化起着重要作用。孕期对维生素 D 的需要量增加，维生素 D 缺乏可导致孕妇和胎儿钙代谢紊乱，引起孕妇骨软化症及新生儿低钙血症和先天性佝偻病。维生素 D 主要存在于海水鱼（如沙丁鱼）、肝脏、蛋黄等动物性食物以及鱼肝油制剂中。我国推荐的孕妇维生素 D 摄入量为早期 5μg，孕中晚期 10μg。

6. 维生素 E 具有抗氧化，改善血管弹性，促进血液循环，预防怀孕期间常见的静脉曲张等功能。维生素 E 缺乏易引起胎儿死亡，是造成流产、早产的诱因，也可导致新生儿贫血、水肿、皮肤红疹与脱皮症状。花生油、菜籽油等植物油富含维生素 E，另外麦胚、坚果类、种子类、豆类及其他谷类都是维生素 E 的良好来源。我国推荐的维生素 E 孕妇供给量为 14mg。

二、叶酸与神经管缺陷

叶酸是一种水溶性 B 族维生素，参与蛋白质以及其他重要化合物的合成，对正常红细胞的形成有促进作用，对于维持人类正常胚胎发育有重要作用。神经管缺陷（NTD）是一种严重的中枢神经系统先天性畸形疾病，包括无脑儿畸形和脊柱裂。孕妇体内缺乏叶酸是发生 NTD 的重要原因之一。妊娠前后每日服用 0.4mg 的单纯叶酸增补剂对神经管缺陷有显著的预防作用。富含叶酸的食物有动物肝脏、蛋类、豆类、酵母、绿叶蔬菜、水果及坚果类。

根据人群调查发现约 50% 以上的孕妇是在无意中怀孕的，增补叶酸的时间往往滞后 2~3 个月（怀孕前 3 个月应开始增补叶酸），错过了叶酸增补的关键期，不利于 NTD 的预防。因此，应提倡从新婚期开始增补叶酸。通过先进的检测手段，检测新婚夫妇对叶酸的利用能力，可实现个性化增补叶酸，同时增强新婚夫妇增补叶酸的意识和依从性，从而更有效地降低新生儿出生缺陷的风险。

第四节　感染性疾病

曾女士，25岁，停经24周后首次产检，B超提示：胎儿发育21周，头围明显小于孕周，全身皮肤水肿，腹腔积液，晶状体透声不清，强回声，考虑先天性白内障可能。超声检查：心脏室间隔缺损。查体：子宫明显小于孕周，就诊时复查风疹病毒IgM(−)，IgG(+)。医生确诊患者为孕早期风疹病毒感染，胎儿患有先天性风疹综合征。

工作任务：

1. 请思考胎儿是怎样发生宫内风疹病毒感染？
2. 曾女士如再生育，如何避免再次发生风疹病毒感染？

孕妇在妊娠期患感染性疾病，病原体可通过胎盘感染胎儿，引起胎儿发育不良、畸形，或引起流产、死胎。感染性疾病包括TORCH感染和其他病原体的宫内感染、产时和产后感染。

一、TORCH感染

TORCH一词由弓形虫（toxoplasma）、风疹病毒（rubella）、巨细胞病毒（cytomegalovirus，CMV）、单纯疱疹病毒（herpes simplex virus，HSV）和其他病原体（others）第一个字母组成。

（一）弓形虫感染

弓形虫病是一种人畜共患的寄生原虫病。孕期原发弓形虫病，多是因为孕妇食用了含包囊的生肉或食物，或者吸入了受染动物（如猫、狗）排出的卵囊所致。孕妇感染有可能导致新生儿先天性弓形虫感染，出现癫痫、智力发育落后及视物障碍等严重后遗症，也是导致胚胎畸形的重要原因之一。

为预防弓形虫感染，准备怀孕的女性和孕妇应尽量避免亲密接触宠物，并在孕前做弓形虫感染的检测。孕妇若被确诊感染，建议进行产前诊断。

（二）风疹病毒感染

风疹是风疹病毒感染引起的传染性疾病，其临床症状轻微，但传染性强，主要通过呼吸道传染，人群中感染率约为95%。孕妇感染风疹病毒，可通过胎盘屏障传播给胎儿，发生在妊娠前3个月内，宫内感染率为80%，可导致胎儿流产；孕中晚期宫内感染率为25%左右，可出现婴儿智力低下、视听障碍等远期后遗症。胎儿感染风疹病毒往往发生先天性风疹综合征，引起多发性胎儿畸形，畸形几乎涉及各个器官和系统，主要表现为视力损害、耳聋、先天性心脏病、智力低下、肝大等。

为预防胎儿感染，建议女性在怀孕前检查是否有感染，如果已感染并处于传染期，应延缓怀孕。未感染的女性可以在怀孕前注射风疹疫苗，以提高对风疹病毒的抵抗力，但不主张孕期接种风疹疫苗。孕前注射风疹疫苗的女性，至少要等3个月后才可怀孕。

（三）巨细胞病毒感染

巨细胞病毒在自然界中广泛存在，在人群中大多引起无症状感染，巨细胞病毒感染后可潜伏在腮腺、乳腺和泌尿生殖道等部位。当妊娠妇女免疫力下降时，极易导致巨细胞病毒原发性感染和潜伏感染病毒的激活复发，尤其在妊娠早期，血胎屏障功能尚未完全建立，病毒可侵入胎儿体内，损害胎儿中枢神经系统、心血管系统和肺、肝、肾等器官。胎儿被巨细胞病毒感染后11%可引起新生儿巨细胞包涵体病，直接的后果是中枢神经系统和肝脏受损，出生后表现肝脾大、黄疸、血小板减少性紫癜、溶血性贫血、听力障碍、运动神经系统发育和功能障碍、小眼畸形、小头畸形、智力低下以及神经发育不全等病症。多数患儿在出生后数小时或数周内死亡，死亡率高达50%~70%。

鉴于巨细胞病毒感染对胎儿的危害，建议计划怀孕的女性进行孕前检查。孕妇感染了巨细胞病毒，应做产前诊断，必要时终止妊娠。

（四）单纯疱疹病毒感染

单纯疱疹病毒是人类最常见的病原体之一，有 2 个血清型：HSV-1 和 HSV-2。HSV-1 型很少感染胎儿。HSV-2 为生殖型，属性传播，主要引起生殖器（女性阴唇、阴蒂、宫颈等处）、肛门及腰以下的皮肤疱疹及新生儿畸形和流产等。先天性单纯疱疹病毒感染多有严重的中枢神经损害，表现为小头畸形、脑钙化、视网膜脉络膜炎、小眼球和指 / 趾畸形等。此外，在分娩过程中，由于接触母体产道内病毒，可引起新生儿感染，导致新生儿出现高热、呼吸困难和中枢神经系统病变等，多为全身播散型或中枢神经系统型，病情严重，病死率高，幸存者往往造成终身残疾。

计划怀孕的女性，应在孕前检查是否感染单纯疱疹病毒。孕妇感染了单纯疱疹病毒，应做产前诊断。

二、其他感染

垂直传播（母婴传播）是儿童感染艾滋病、乙肝和梅毒的主要途径，影响我国出生人口素质和儿童健康水平。预防和阻断垂直传播是控制儿童感染的主要措施。

（一）艾滋病毒感染

人类免疫缺陷病毒（HIV）是获得性免疫缺陷综合征即艾滋病的病因。超过 90% 的儿童感染者是通过垂直传播而获得。在没有任何干预的情况下，HIV 阳性妇女通过怀孕、分娩或哺乳传播给婴儿的传播率为 15%~45%。抗反转录病毒治疗和其他有效的母婴阻断措施可将这种风险降低到 1%以下。预防艾滋病垂直传播的措施是综合性的，主要包括抗病毒治疗、安全助产和婴儿安全喂养。

（二）梅毒螺旋体感染

梅毒是一种由梅毒螺旋体引起的全身性的性传播疾病。梅毒主要是通过性接触传播，也可通过胎盘传给下一代，危害极大。梅毒螺旋体感染引起新生儿先天性梅毒，其不良后果包括自发性流产、死胎、早产、先天性梅毒临床表现、婴儿死亡和晚期后遗症。孕妇血液中的梅毒螺旋体能够传播给胎儿，如果孕妇是早期梅毒，母婴垂直传播的发生率可高达 80%；如果是晚期梅毒，则垂直传播的发生率会降低 5%。梅毒治疗的首选药物是青霉素。青霉素能使梅毒螺旋体的自溶酶破坏细胞壁直至死亡。

（三）乙型肝炎病毒感染

乙型肝炎病毒（HBV）的流行范围极为广泛，据估计我国约有 1.2 亿 HBV 的携带者。HBV 垂直传播在怀孕和生产前后的 3 个阶段发生：宫内感染、产时传播和产后传播。孕妇患乙肝或携带乙肝病毒，可使胎儿宫内感染，出生婴儿为先天性乙肝病毒携带者。因此，患乙肝的女性谨慎怀孕。仅是携带乙肝表面抗原、肝功结果均正常、体内病毒 DNA 浓度低的女性，可以在医生的监护下怀孕，必要时采取阻断垂直传播措施。预防 HBV 垂直传播的策略是使用 HBV 疫苗和乙型肝炎免疫球蛋白（HBIG）。无论孕妇乙肝表面抗原是否异常，所有胎儿娩出后需按常规接种乙肝疫苗。

第五节　母亲因素

出生缺陷的发生与母亲的健康状况、生育年龄、生活方式、孕次、职业、经济状况等因素密切相关。

一、健康状况

胎儿的正常生长发育除遗传因素、环境因素、营养因素之外，还与母体在妊娠期甚至妊娠前的健康状况有关。母亲有妊娠并发症、慢性病和孕期营养不良都可导致出生缺陷。例如，患有甲状腺疾病的妇女不宜妊娠。妊娠期出现甲状腺素过低会导致胎儿精神发育迟缓，称为呆小病（克汀病）。甲状腺功能亢进者治疗不彻底，即使妊娠也容易发生流产、早产、胎儿宫内发育迟缓、胎死宫内等。子宫肌瘤是女性最常见的良性肿瘤，子宫肌瘤合并妊娠流产率极高，并容易引发妊娠并发症，导致胎儿营养不良、生长迟缓，甚至造成胎儿早产或死亡。

二、生育年龄

父母年龄过大是出生缺陷发生的危险因素，父母的年龄越大，染色体畸变发生率越高。妊娠年龄 25~29 岁的出生缺陷发生率最低，此时女子卵子质量较好，受孕成功率较高，妊娠期、分娩期和产褥期并发症最少，出现胎儿出生缺陷的风险也较低，而孕妇年龄 <20 岁或孕妇年龄≥35 岁的出生缺陷发生率较高。一般认为孕妇年龄 <20 岁出生缺陷发生率高可能与身体未发育完全、子宫及卵巢功能尚未成熟、下丘脑 - 垂体 - 卵巢轴尚未健全等有关，加上大多社会阅历浅、保健意识差等综合因素影响胎儿发育。妊娠年龄≥35 岁是出生缺陷的危险因素，其原因是随着年龄增大，卵子质量下降、染色体畸变机会增多。

三、生活方式

不良生活方式如吸烟、酗酒及孕期体力劳动过重可增加出生缺陷的发生率。

（一）吸烟

主动和被动吸烟与不良妊娠结局的关系一直备受关注。吸烟可引起胎死宫内、早产、胎盘早剥和胎儿猝死综合征，妊娠期吸烟是自然流产、胎儿生长受限、异位妊娠和胎盘异常的危险因素。研究发现，孕妇吸烟导致新生儿发生无脑畸形、腭裂、唇裂、痴呆和体格发育障碍等畸形者是不吸烟孕妇的 2.5 倍。孕妇被动吸烟对胎儿造成的危害与主动吸烟完全一致，甚至还高于母亲主动吸烟。因此，为了孕妇及胎儿的健康，孕妇及其家人须忌烟。

（二）酗酒

酒的主要成分是乙醇。母体血液中的乙醇，可通过胎盘进入胎儿体内，孕妇饮酒就等于胎儿"饮酒"。女性酗酒，其后代中有 40%~50% 发生宫内生长发育障碍、智力低下、特殊面容，医学上称为胎儿酒精综合征。男性酗酒会导致精子数量减少、形态改变、活动力下降。因此，孕妇酗酒可导致体内胎儿慢性酒精中毒，使胎儿患胎儿酒精综合征，孕妇应绝对戒酒。

第六节　疾病因素

案例导入

卢女士，32 岁，身材较胖，体重指数 28kg/m²，孕 22 周超声筛查提示胎儿孕 24 周，心脏室间隔缺损，腭裂，左手多指畸形，羊水过多。孕妇为 G_2P_0，第一胎孕 8 周胚胎停止发育清宫。同年诊断为 2 型糖尿病，口服"格华止"治疗。血糖检查：空腹血糖 6.5mmol/L，餐后 2h 血糖 11.7mmol/L。家中无畸胎史。医生诊断提示 2 型糖尿病合并妊娠。

工作任务：

1. 请思考胎儿畸形的原因是什么？
2. 如何对妊娠合并糖尿病孕妇进行生育咨询？

母体在妊娠期患病会直接或间接地影响胎儿的生长发育，导致胎儿宫内生长发育迟缓，甚至畸形。在怀孕之前或妊娠期间发生的非妊娠所引起的疾病称之为妊娠合并症，如妊娠合并心脏病、糖尿病、贫血、高血压及肾炎。

一、妊娠合并心脏病

妊娠合并心脏病是妇产科最严重的合并症，也是引起孕产妇死亡的主要原因。由于女性在妊娠期、分娩期及产褥期血液流动有显著的变化，从而使心脏的负担加重，患有心脏病的孕妇因不能胜任这种负荷，可能导致心脏衰竭，或引起胎儿长期慢性缺氧，造成宫内发育不良和胎儿窘迫。心脏病孕妇在妊娠 32 周以后、分娩期及产后 3d 内心脏负荷最重，易发生心力衰竭，孕妇是否能安全妊娠、分娩，取决于心脏的病变程度及心脏的功能。

心脏病患者在妊娠期间必须严格遵照医嘱，加强监控，出现早期心力衰竭要及时就医，必要时及时终止妊娠。

二、妊娠合并糖尿病

妊娠合并糖尿病包括糖尿病患者妊娠（即糖尿病合并妊娠），以及妊娠糖尿病（GDM），糖尿病孕妇中 90% 以上为 GDM，糖尿病合并妊娠者不足 10%。妊娠合并糖尿病对母胎的影响及影响程度取决于糖尿病病情及血糖控制水平。病情较重或血糖控制不良者，对母儿影响极大。对孕妇的影响主要表现为：流产率高；妊娠高血压疾病发生率比正常孕妇高 3~4 倍；羊水过多、滞产及产后出血发生率增加。对胎儿、新生儿的影响主要表现为：畸胎发生率为正常妊娠的 2~3 倍；巨大胎儿发生率增加，难产率提高；新生儿易发生呼吸窘迫综合征；新生儿发生低血糖的概率增高。用胰岛素治疗的患糖尿病的母亲与妊娠糖尿病母亲都有生育出生缺陷儿的危险，尤其是神经系统、心血管系统、骨骼系统畸形。

对妊娠合并糖尿病患者在治疗和护理的同时，应严密监测血糖、尿糖，严格控制饮食，做好胰岛素治疗的护理，加强监护，监测胎心、胎动变化情况，评估胎儿宫内情况。孕妇应于妊娠 35 周住院，在严密监护下待产。

三、妊娠合并贫血

妊娠前已贫血的女性怀孕，称为妊娠合并贫血，妊娠合并贫血以缺铁性贫血最为常见。孕妇贫血会导致胎儿缺血、缺氧，对胎儿生长发育不利，严重的还会发生死胎、早产，出生的新生儿体重也轻。此外，孕妇贫血使并发感染的机会增多，直接影响分娩时子宫的收缩力，有可能造成滞产。贫血特别严重的孕妇，分娩时还可能引起大出血，对生命构成威胁。

对于妊娠合并贫血患者，应根据病情选择适当的运动量，注意多摄入富含维生素、优质蛋白和铁的食物，并遵照医嘱服用治疗贫血的药物，还要定期进行胎心监护。

四、妊娠合并高血压

妊娠合并高血压又称妊娠高血压疾病，是孕妇所特有而又比较常见的威胁孕妇生命安全的产科并发症，也是导致早产、体重不良以及围产儿死亡的主要原因之一。患有高血压的妇女是否适合怀孕，这要视患者的病情而定。如早期或轻度高血压患者，可以怀孕，但必须加强监护；妊娠早期就出现蛋白尿的患者则不宜怀孕，应及时终止妊娠。因为重度高血压患者，到妊娠中、晚期很容易发生妊娠高血压疾病，导致子宫胎盘供血不足，引起宫内胎儿缺氧，发育迟缓或停止，出现低体重儿，严重的会引起死胎。

对高血压孕妇应加强母子监护，注意血压变化，定期进行血、尿常规和肝肾功能检查，以及胎儿 B 超监护,对于病情严重,需要终止妊娠的孕妇,应选择适宜的终止时间和方法。在产后仍应加强监护,注意产妇反应和血压变化。

第七节　心理社会因素

妊娠期是妇女的重要时期。孕妇生活在社会和人群中,和其他人一样有喜、怒、哀、乐、忧、思、悲、恐等情绪变化,广泛的心理社会应激能引起比较复杂的心理变化,进而对孕妇及其胎儿产生影响。

一、心理社会应激

由心理社会因素引起的心理和生理反应称为心理社会应激。适度的心理社会应激对健康有促进作用,但过于强烈的心理社会应激会严重损害身心健康,对母体和子代产生较大的影响。妊娠期常见的心理社会应激因素包括地震、战争等灾难性事件;亲属重病或死亡、工作压力等各种生活事件。

(一)灾难性事件

灾难性事件指那些突发的、难以预料的,会对生命构成潜在威胁的经历或创伤性事件,包括自然灾难和人为灾难。当灾难性事件发生时,孕妇由于各种特殊的生理、心理需求得不到满足,易使其成为灾难性事件中的弱势群体。灾难性事件造成的心理社会应激与多种出生缺陷均存在关联,不仅会导致早产、低出生体重、宫内生长迟缓等不良妊娠结局,还会对子代的智力、语言、神经发育等产生消极影响。

(二)生活事件

生活事件是指可造成心理应激,进而损害个体健康的生物性、心理性、社会性和文化性刺激。孕期生活事件是造成孕妇心理应激、损害母婴健康的主要应激源。孕妇的主要生活事件包括:自己或丈夫失去工作;自己或亲属生病;自己或亲属发生意外伤害;遇到经济财产问题;亲人死亡;离婚或与配偶关系不和,等等。孕期生活事件产生的紧张、焦虑、抑郁等不良情绪不仅可导致流产、妊娠剧吐、妊娠高血压等,还可导致早产、低出生体重和小于胎龄儿等不良妊娠结局,甚至会造成胎儿畸形和死亡。孕期经历生活事件应激还会增加胎儿唇腭裂的发生风险。

二、妊娠相关焦虑

妊娠相关焦虑是一种较为独特而具体的综合征,与一般的焦虑和抑郁不同。总的来说,妊娠相关焦虑是指由于妊娠而产生的各种具体担忧。例如,对胎儿健康的担心,对分娩和阵痛的担心,对自身健康或体形的担心,对家庭结构变化的担心,对社会功能降低的担心等。作为伴随妊娠发生的普遍且最重要的心理反应,妊娠期焦虑可以对孕妇本身及子代产生各种严重的影响。

孕妇的个性特征、社会经济因素、配偶的态度与妊娠相关焦虑密切相关。由于妊娠带来的角色转变也会对孕妇造成很大压力,特别是那些还没有做好怀孕准备的孕妇。当孕妇处于焦虑状态时,促肾上腺皮质激素和去甲肾上腺素分泌增多,全身小动脉痉挛,血管阻力增大,可导致先兆子痫和胎儿窘迫等并发症的产生,增加早产、低出生体重和剖宫产的危险性。

孕妇良好的情绪状态能够为胎儿的健康发育提供良好的环境,如果孕妇经常情绪低落、忧愁苦闷会使胎儿脑血管收缩,减少脑组织的供血量,从而影响脑细胞的发育,孕妇过度的紧张恐惧甚至可以造成胎儿大脑发育畸形。

ER 4-3

练习题

1.某对夫妇,男方在某医院放射科工作,女方系某农药厂工人,他们结婚后2年内怀孕3次均自然流产,第4年足月生下一个先天性缺陷患儿,患儿主要表现低体重、小头畸形、心脏外露。请分析导致这对夫妇孕产异常的原因?

2.李女士停经40d到医院检查,当得知怀孕后,她和丈夫非常惊喜,但由于李女士在1周前因感冒服用了多种药物,夫妇二人又忧心忡忡。试问:孕早期服药会对胎儿造成伤害吗?孕期用药应遵循哪些原则?

3.鲍女士,女,21岁,38周顺产1男婴,体重1 700g,身长42cm,阿普加评分8~9分,发育欠佳,生后1d新生儿死亡。产妇自述平时身体健康,食量小。孕期喜食方便面,很少吃其他食物。医生确诊为孕期营养不良。鲍女士再次生育,请给予营养指导。

4.林女士,女,32岁,怀孕6周,出现发热、头痛、生殖器周围外阴皮肤散在水泡而就诊,实验室检查:HSV-IgM(−),IgM(−),询问病史其性伴侣曾出现阴茎水泡性溃疡,诊断为生殖器疱疹感染,这将给胎儿带来什么影响?

5.张女士已妊娠36周,每当想到进产房她就害怕,担心自己忍受不了分娩的疼痛。看到一些关于胎儿畸形、胎儿宫内窒息的消息也让她担惊受怕。张女士这样的心理状态对胎儿有哪些危害?

(田廷科)

ER 5-1 　ER 5-2

教学课件　　　思维导图

学习目标

1.掌握出生缺陷的概念、分类以及出生缺陷的一级预防、二级预防和三级预防的概念和措施。

2.熟悉出生缺陷的发生因素。

3.了解我国出生缺陷防治工作的概况。

4.具备运用所学知识对群众进行出生缺陷知识宣教的能力。

案例导入

孕妇,张女士,28 岁,G_2P_0,18 周宫内单活胎。2 年前因胎儿为 21 三体综合征终止妊娠后非常紧张,担心再次怀孕仍为 21 三体综合征胎儿,因此,她和家人在本次妊娠前便开始到优生遗传门诊进行咨询就诊,确认妊娠后一直规律产检,目前医生建议其进行产前诊断。

工作任务:

1.请思考张女士孕前进行遗传咨询和妊娠后进行产前诊断的目的是什么?

2.出生缺陷的发生与哪些因素有关? 其三级预防措施包括哪些?

出生缺陷目前已成为我国突出的公共卫生问题和社会问题。随着我国女性平均生育年龄的推迟,辅助生殖技术的应用,高龄、双胎等高危孕产妇大大增加,加上产前筛查及产前诊断技术的提高,新生儿疾病筛查的普及,出生缺陷数据统计的规范,近年来,我国出生缺陷有上升趋势。

第一节　出生缺陷概述

一、出生缺陷的概念

出生缺陷也称为先天畸形,是患儿在出生时即在外形或体内所形成的(非分娩损伤所引起的)可识别的形态结构或功能、代谢缺陷。形态结构缺陷表现为先天畸形,如唇腭裂、无脑畸形、脊柱裂等,先天畸形占出生缺陷的 60%~70%,是最为严重的一类出生缺陷。先天性功能缺陷,如智力低下、先天性聋哑等,一般无明显的身体结构异常。代谢缺陷异常,如白化病、苯丙酮尿症、半乳糖血症等。广义的出生缺陷还包括低出生体重、死胎和流产等。

二、出生缺陷的分类

根据出生缺陷的定义及其涵盖的范围,出生缺陷几乎包括出生检查时检查出的所有异常和出生后发现的源于胚胎发育异常的疾病。由于出生缺陷的种类繁多,表现形态多种多样,发生过程错综复杂,很难将所有出生缺陷纳入任何一个分类系统。研究人员从不同学科角度、分类目的等方面,提出了多种分类方法,如按病因学、胚胎学、病理学分类以及按临床与监测分类等进行分类。

1. 根据出生缺陷的发生原因分类 可将其分为遗传因素、环境因素和原因未明三大类。遗传因素引起的出生缺陷可分为单基因病、多基因病、染色体病和线粒体遗传病。环境因素引起的出生缺陷又可分为药物、化学物质、生物致畸因子、物理致畸因子、母体疾病等导致的出生缺陷。

2. 根据出生缺陷的胚胎发育过程分类 可将其分为整胚发育畸形(胚胎早期死亡)、胚胎局部发育畸形(如头面部发育不全)、器官和器官局部畸形(如室间隔膜部缺损)、发育过度性畸形(如多指、多趾畸形)、重复畸形(如连体儿)等。

3. 根据出生缺陷的形成方式分类 可将其分为畸形缺陷(如无脑儿)、裂解缺陷(如唇裂、腭裂)、变形缺陷(如胎儿马蹄足)和发育不良(如成骨不全)四类。

4. 根据缺陷严重程度分类 可将其分为重大缺陷和轻微缺陷两类,前者是指需要进行较复杂的内科、外科及矫形处理的出生缺陷,后者则不需要进行复杂处理。

三、出生缺陷的发生因素

出生缺陷发生的原因非常复杂,出生缺陷发生是由遗传因素或环境因素干扰了胚胎的正常发育所引起的,且大多数出生缺陷是由多种原因共同造成的。现有出生缺陷仍有 60%~70% 原因不明,可能是环境因素与遗传因素共同影响所致。出生缺陷的各种病因见表5-1。

表 5-1 人类出生缺陷发生的原因频率

原因	先天性缺陷患者*在总数中出现频率 /%
遗传因素	
染色体畸变	5~10
基因突变(单基因、多基因突变)	20
环境因素	
放射线(受精后 12d 至出生时)	<1
母体疾病#	2~3
宫内感染(梅毒)	2~3
药物与环境化学物质	1
环境与遗传因素相互作用	62~69

*:最大值包括两年内确诊的;#:除营养缺乏。

1. 遗传因素与出生缺陷 遗传因素引起的出生缺陷是由于人的遗传物质发生了对人有害的改变,包括染色体畸变和基因突变造成的疾病。染色体畸变包括数目和结构的异常。基因突变的发生比染色体畸变多,引起的畸形比染色体畸变少,但也可导致出生缺陷。一些遗传因素直接导致出生缺陷,如染色体病、单基因病;但在多数情况下,遗传因素通过改变个体对环境因素的易感性而降低或增加出生缺陷发生的危险性。如多基因病的发生是遗传因素和环境因素共同作用的结果,在这里遗传因素增加了个体出生缺陷的危险性。

2. 环境因素与出生缺陷 某些环境因素如感染、放射线、化学物质、药物、母体疾病等,在胚胎发育的不同时期可选择性地作用于发育过程中的胚胎或胎儿,致使其形态或功能异常而导致先天性畸形;也可作用于亲代的生殖细胞影响其发育,导致畸形发生。能引起出生缺陷的环境因素统称致畸因子。尽管在胚胎发育中胎盘是一个保护性屏障,但部分致畸因子可以通过胎盘,干扰胚胎正常发育。致畸因子种类很多,包括物理因素、化学因素、生物因素、致畸性药物、营养缺乏、不良嗜好、母体疾病等,详见"第四章围孕期风险因素暴露"。

3.环境因素与遗传因素在畸形中的相互作用 在出生缺陷的发生过程中,环境因素与遗传因素的相互作用非常明显,这不仅表现在环境致畸因素通过引起染色体畸变和基因突变而导致先天畸形,还表现在胚胎的遗传特性,即基因型决定和影响胚胎对致畸因子的易感程度。比如,一个或多个基因与出生前或怀孕前的环境因素之间可以发生交互作用:母亲吸烟会使控制生长因子的基因变异,明显增加唇腭裂婴儿的危险。在环境因素与遗传因素相互作用引起的先天畸形中,衡量遗传因素所起作用大小的指标称遗传率。某种畸形的遗传率越高,说明遗传因素在该畸形中发挥的作用越大。

第二节　出生缺陷预防

出生缺陷是影响我国人口素质的重要因素,是引起新生儿和婴儿死亡的主要原因,目前已成为我国重大的人口健康问题。提高出生人口素质,减少出生缺陷和残疾是生育国策要达到的重要目标,因此,采取行之有效的预防措施至关重要。

一、出生缺陷预防的重要性和紧迫性

(一)预防出生缺陷与经济社会发展直接相关

健康是社会经济发展的重要目标,也被认为是社会经济发展的重要指标。人口因素从多方面制约着脱贫致富的进程,其中,低素质人口对经济发展的制约作用比过多人口的制约作用更大。我国每年有近百万例出生缺陷患儿出生,其中先天性心脏病、21 三体综合征、神经管畸形等常见的严重出生缺陷所占的比例高,每年造成的经济损失达数百万亿元人民币。因此,做好出生缺陷的预防工作可以提高人口素质,减轻社会医疗保障和健康投资的负担,推动经济社会的可持续发展。

(二)预防出生缺陷与广大群众切身利益密切相关

我国出生缺陷患儿中除 20%~30% 经早期诊断和治疗后可以获得满意的生活质量外,20%~30% 在出生后死亡,40% 左右致残。出生缺陷不仅影响患儿终身生活质量和身心健康,还会给家庭带来巨大的精神痛苦和沉重的经济负担,影响家庭的和谐。所以,努力减少出生缺陷的发生,直接关系到数千万家庭的幸福和亿万群众的切身利益。

(三)预防出生缺陷任务紧迫

目前,普通群众在预防出生缺陷方面的知识十分匮乏,缺少防范意识。而全社会还没形成积极有效的预防机制,预防出生缺陷发生的关键是减少出生缺陷发生的机会,这种预防工作应始于孕前,但目前仍未引起公众的重视。当前迫切需要在公众群体中普及预防出生缺陷的科学知识,积极广泛推动出生缺陷预防工作,尽快形成经常性的工作机制,有效减少出生缺陷发生的危险因素。

二、我国出生缺陷防治工作概况

随着我国妇幼保健工作水平的不断提高,孕产妇死亡率和儿童死亡率明显下降,出生缺陷所致的公共卫生问题愈加凸显。党和政府高度重视出生缺陷预防工作,将预防出生缺陷、提高出生人口素质作为中国经济社会发展的重大战略需求和工作任务。不断完善和制定了出生缺陷防控的相关法律法规和政策措施,实施了一系列向农业人口倾斜的重大公共卫生项目,建立了由政府主导、部门合作、社会参与的出生缺陷防治体系工作格局。将三级预防措施整合到现有的妇幼保健和医疗机构中,引入推广适宜技术,从技术规范、人员准入、质量评估标准、人员培训等方面规范技术管理,多部门、多角度、多层面联合开展连续完整的涵盖婚前、孕前、产前和新生儿的出生缺陷综合预防。

构建了具有中国特色的出生缺陷防控体系，成效明显，从而使对一、二级预防措施敏感的出生缺陷围生期发生率逐年下降。

三、出生缺陷的三级预防

预防出生缺陷、提高出生人口素质的关键是以预防为主，因此，世界卫生组织针对预防出生缺陷的各个环节提出了"三级预防"的概念和策略，尽力减少出生缺陷儿的出生，并对出生后的缺陷进行及时的治疗和康复，提高患儿生存质量。目前，出生缺陷的三级预防策略被中国在内的国家广泛采用。

（一）一级预防

一级预防又称病因预防，主要针对可能导致出生缺陷的各种病因，在孕前、孕早期采取有效措施进行干预，去除病因。一级预防是预防出生缺陷的关键环节，也是最有效的手段，其工作内容主要包括以下几个方面。

1. 宣传倡导　充分利用网络优势，大力普及预防出生缺陷的科学知识。利用广播电视、报纸杂志、墙报专栏、文图宣传品、培训讲座、文艺演出、群众活动、互联网等多种形式，深入开展宣传倡导工作，营造有利于提高出生人口素质的社会氛围，增强全民预防意识，可以为减少出生缺陷的发生奠定坚实的群众基础。

2. 健康教育　健康教育在预防出生缺陷中起着不可估量的作用，是一项花费较低、收效大的预防出生缺陷措施。通过健康教育可以提升公众的健康素养，增强自我保健意识以及提高对妇幼卫生资源的利用能力，引导待孕、已孕夫妇树立科学的婚育观念，养成健康生活方式，远离高危环境，避免接触有害环境物质（如重金属、杀虫剂等），合理营养，预防感染，谨慎用药，戒烟控酒，勿接触毒品，远离宠物，适量运动等，保障怀孕后妇女和胎儿的健康。

3. 优生遗传咨询　优生遗传咨询是指咨询医师或从事医学遗传专业人员对前来咨询的服务对象的家族史及疾病史进行调查，对其情况进行分析，总结出高危因素，对妊娠出现出生缺陷的风险做出评估，并给予咨询服务对象科学的建议。待孕、已孕夫妇通过采纳咨询建议，可以预防和减少出生缺陷儿的出生，达到预防出生缺陷的目的。

4. 高危人群指导　高危人群是指存在出生缺陷高风险的人群。其主要包括夫妇双方或家系成员患有某种遗传性疾病或先天性畸形者，曾生育遗传病患儿、不明原因智力低下儿或先天性畸形儿的夫妇，不明原因的流产或有死胎、死产等情况的夫妇，35 岁以上准备怀孕的妇女，长期接触高危危险因素的育龄男女等。对高危人群要重点做好预防出生缺陷指导工作。组织其参加预防出生缺陷知识讲座，重点进行孕前指导，提供婚育咨询，组织专家进行生育子女出生缺陷再发风险分析，组织开展孕前预防出生缺陷实验室筛查和孕期重点监控。

5. 孕前实验室筛查　待孕妇女可在优生优育技术服务人员指导下，在孕前知情并同意科学地选择相应的实验室筛查。如孕前可筛查风疹病毒和巨细胞病毒的 IgG 抗体，特定人群可根据情况进行弓形体、单纯疱疹病毒、梅毒螺旋体等相应实验室筛查。优生优育技术服务机构在开展相应实验室筛查时，应当选择经国家批准注册的检验设备和检测试剂，按照实验室标准严格规范操作。并根据检测结果进行科学指导，减少出生缺陷的发生风险。

6. 营养素补充　均衡营养、合理膳食是胎儿健康发育的必要条件。缺乏叶酸、碘、铁、钙等营养素及微量元素的妇女，可在专业技术人员指导下科学地予以补充，减少出生缺陷发生的危险因素。

（二）二级预防

二级预防主要是通过产前干预，早发现、早诊断、早治疗，减少出生缺陷患儿的出生。二级预防是对一级预防的补充，主要是通过产前筛查和产前诊断早期发现出生缺陷，诊断出对胎儿的影响、原因后果、可提供的治疗方案、预后及再发风险等全面信息，并提供适宜的遗传咨询服务，进行合理化的医学建议，以利于孕妇及家庭在充分知情的基础上做出后续干预措施的选择，以减少出生缺陷儿的出生。产前筛查和产前诊断措施主要包括：孕妇孕早期 / 中期血清学筛查；母体外周血胎儿游离 DNA 高通量测序检测（NIPT）；胎儿介入性手术取样进行染色体核型分析、高通量测序、基因芯片等检查；产前系统的 B 超检查 / 诊断等。超声检查可用于妊娠早期和中期筛查 21 三体综合征、神经管缺陷、唇腭裂以及开放性腹壁缺损等，有助于发现重大的结构性缺陷。胎儿介入性手术取样可在妊娠早期和中期帮助发现染色体异常，如 21 三体综合征、染色体微缺失微重复综合征等。

（三）三级预防

三级预防是指对已出生的出生缺陷儿采取及时、有效的诊断、治疗和康复，以提高患儿的生活质量，减少伤残和痛苦，提高生命质量。三级预防的重点在于对新生儿进行筛查，早诊断、早治疗。如先天性甲状腺功能减退症患儿，如在出生后 3 个月内开始用甲状腺素治疗，80% 以上的患儿智力发育可达到正常，如早期不及时治疗，可造成发育落后，智力低下等严重残疾。苯丙酮尿症患儿如早期发现，采用低苯丙氨酸饮食治疗，患儿的智力水平可以接近正常。60% 以上存在单器官、单系统或单肢先天性畸形的出生缺陷儿童，可通过手术进行矫正，挽救生命并改善预后，如简单的先天性心脏缺陷、唇腭裂、畸形足、先天性白内障以及胃肠道和泌尿生殖系统异常等。

ER 5-3

练习题

思考题

1. 什么是出生缺陷，其发生的因素有哪些？
2. 出生缺陷的三级预防措施有哪些？

（任　敏）

第六章 | 婚前保健和孕前保健

ER 6-1
教学课件

ER 6-2
思维导图

学习目标

1. 掌握婚前医学检查与孕前优生健康检查的内容和范围、优生咨询指导的内容。
2. 熟悉婚前保健的概念、婚前保健与孕前保健的意义及相关法律法规。
3. 学会孕前优生指导的方法。
4. 具有保密意识、耐心的服务意识、良好的沟通能力。

第一节 婚前保健

案例导入

张女士与男友恋爱一年多,预约了明天去民政局办理结婚证,一位已婚同事问其是否了解婚前保健,是否会做婚前医学检查,张女士一脸茫然。

工作任务:

1. 请思考每对夫妻都需要做婚前保健吗?
2. 婚前医学检查的内容有哪些?

婚前保健服务是对准备结婚的男女双方,在结婚登记前所进行的婚前医学检查、婚前卫生指导和婚前卫生咨询服务;是通过婚育指导来减少遗传因素或传染病因素对出生缺陷的影响。孕前保健则是通过孕前的风险评估和咨询指导,减少环境因素对出生缺陷的影响,两者是一个延续的过程,起到互补、协同作用,共同组成预防出生缺陷、提高出生人口素质的第一道关口。它是母婴保健服务和生育全程服务的重要内容,也是被实践证明促进生殖健康、预防出生缺陷、提高出生人口素质行之有效的重要措施。

一、婚前卫生指导

婚前卫生指导是为每一对准备结婚的男女双方进行以生殖健康为核心与结婚、生育有关的保健知识的宣传教育。通过婚前卫生指导促使服务对象明确:①婚前保健的重要意义;②安全与满意的性生活对健康婚配的重要性;③母亲营养对子代健康的影响;④疾病对孕产妇及胎婴儿的影响;⑤遗传病对子代的影响;⑥决定生育子女的时间、获得避孕方法的权利和对社会的责任。

婚前卫生指导是一种动员和教育的过程,促使服务对象认识增强自我保健意识对保护个人生殖权利的重要性;改变不利于健康的行为;减少自身造成的危险性。

二、婚前卫生咨询

婚前卫生咨询是从事婚前保健的工作人员与服务对象就生殖健康、生殖保健及婚育等问题进行面对面等形式的交谈与商讨。婚前卫生咨询服务对保障母婴健康，保护公民的生殖健康权利起到了积极的促进作用。除通过婚前卫生指导、进行科学知识的宣传教育外，咨询服务则是帮助人们认清问题，并下决心寻求解决问题的途径和方法，是保护母婴健康必不可少的服务项目。

婚检医师应针对医学检查结果发现的异常情况以及服务对象提出的具体问题进行解答、交换意见、提供信息，帮助受检对象在知情的基础上做出适宜的决定。医师在提出"不宜结婚""不宜生育""暂缓结婚"等医学意见时，应充分尊重服务对象的意愿，耐心、细致地讲明科学道理，对可能产生的后果给予重点解释，并由受检双方在体检表上签署知情意见。

三、婚前医学检查

婚前医学检查主要是指对影响结婚和生育的疾病进行医学检查。婚前医学检查的质量是婚前保健的核心（男性、女性婚前医学检查表详见附录一、附录二）。

（一）婚前医学检查的主要疾病

1. 严重遗传性疾病　由于遗传因素先天形成，患者全部或部分丧失自主生活能力，后代再现风险高，医学上认为不宜生育的遗传性疾病。不能生孩子的遗传病一般有多基因遗传病、染色体病、常染色体显性遗传病等。

2. 指定传染病　《中华人民共和国传染病防治法》中规定的艾滋病、淋病、梅毒等以及医学上认为影响结婚和生育的其他传染病。

3. 有关精神病　精神分裂症、躁狂抑郁性精神病以及其他严重精神病。

4. 其他与结婚有关的疾病　如心、肝、肺、肾等重要脏器疾病和生殖系统疾病等。

（二）婚前医学检查项目

根据婚前保健工作规范要求，婚前医学检查的项目包括：

1. 询问病史　问诊是采集病史的手段，是最基本的医学诊断方法之一。详细询问病史，特别是家族遗传病史，可发现体检难以发现的异常情况，为疾病诊断提供可靠的依据。问诊时需注意人际交流与咨询的技巧，尊重男女双方的隐私权。

（1）**一般情况**：双方姓名、出生日期、出生地、文化程度、职业、联系方式等。

（2）**既往史**：既往的健康情况及曾患过的主要疾病。重点询问有关精神病、指定传染病、性传播疾病及重要脏器、生殖系统等疾病。

（3）**现病史**：是病史的主要组成部分，是临床检查指导的方向和依据。现病史包括现有疾病的发生、发展、变化及治疗的全过程。如患有先天性疾病、聋哑或智力低下等，应详细询问其出生前后情况、家族史等可能发生的原因，从而为疾病诊断提供依据。

（4）**月经史**：应询问初潮年龄、月经周期、经量、末次月经日期及有无痛经等。

（5）**婚育史**：如系再婚应询问既往婚育史，特别注意有无流产、早产、死胎、死产等。

（6）**与遗传有关的家族史**：对有遗传病史者及其家庭成员，应进行细致的家系调查，弄清其直系或旁系亲属中的发病情况，进行家系分析，对推算复发风险、遗传病的诊断、确定遗传方式及进行婚育指导均具有重要意义。

（7）**家族近亲婚配史**：应询问双方有无血缘关系，《中华人民共和国民法典》规定，直系血亲或者三代以内的旁系血亲禁止结婚。

2. 体格检查　体格检查包括一般项目、全身检查、头面部及五官检查、胸部检查、腹部检查、脊柱及四肢检查、乳房检查、生殖器官及第二性征检查等，应按体格检查的顺序及技术规范，认真进行检查。

3. 常规辅助检查和其他特殊检查　常规检查项目包括血尿常规、转氨酶、乙肝表面抗原、梅毒筛查，男、女性尿道分泌物淋菌筛查，女性阴道分泌物霉菌、滴虫检查等。根据需要应进行必要的检查项目,如艾滋病检测、淋菌培养、肝肾功能、乙肝五项检测,精液或染色体检查等。地中海贫血在我国南方发病率很高,应进行基因筛查。

第二节　孕前保健

多年来产前保健水平的不断提高使婴儿死亡率大幅度降低,但出生缺陷、早产和低出生体重的发生率并没有随之降低。胚胎发育期是致畸的敏感期,出生缺陷形成的关键期在孕前和孕早期,为了更好地预防出生缺陷,围产期保健的时间应提前至妊娠的准备阶段。孕前保健作为一级预防措施,是提高出生人口素质、改善生殖健康最有效、最经济的方法。

一、孕前优生健康检查

《国家免费孕前优生健康检查项目试点工作的通知》中列出了"孕前优生健康检查基本服务内容"(详见附录三)。免费孕前优生健康检查项目使很多家庭受益。

二、优生咨询指导

孕前咨询指导是在孕前风险因素评估的基础上,根据夫妻双方的具体情况,指导备孕夫妇从孕前开始即进行生理、心理、行为、生活方式等方面的调整,避免不良环境因素和生活习惯对精子、卵子和胚胎的影响,对检查出来的可能影响优生优育的疾病进行治疗,选择最佳状态和最佳时机受孕。孕前优生咨询指导是婚前保健的延续,是孕期保健的前移,应在计划受孕前4~6个月进行。

孕前优生咨询指导主要内容包括:实行计划妊娠的重要性以及孕前准备的主要内容;与怀孕生育有关的心理、生理基本知识;不良生活习惯、营养不均衡、肥胖、药物及环境有害因素等对孕育的影响;预防出生缺陷等不良妊娠结局的主要措施;疾病对孕育的影响;孕前优生健康检查的主要目的及内容等。

(一)孕前优生指导

1. 选择最佳受孕时机　过早生育不仅影响母体的发育和健康,还会导致胎儿发育不良,使难产率增高。女性最佳的生育年龄为25~29岁,男性为26~35岁。排卵期同房可增加怀孕机会。

2. 合理营养,保持适宜体重　偏食易导致营养素缺乏使不良妊娠发生率增高。孕前须重视合理营养,维持膳食平衡,每日摄入足够的优质蛋白、维生素、矿物质、微量元素及适量脂肪等。孕前须调整体重,将 BMI 维持在正常水平。

3. 改变不良生活习惯　主动吸烟和被动吸烟对胎儿的生长发育都会有影响,吸烟可增加流产、早产、死胎或胎儿畸形的发生;酒精对生殖细胞也有不良影响,酒后受孕可增加胎儿酒精综合征的发生率;浓茶和咖啡可能引起流产、胎儿发育不良的发生。建议计划怀孕夫妇戒烟、戒酒;避免处于吸烟的环境,减少被动吸烟。

4. 补充叶酸　叶酸是一种 B 族维生素,人体不能合成,必须依靠从体外摄取。富含叶酸的食物有谷物、菠菜、扁豆、芦笋、花椰菜、玉米、柑橘等,但仅靠自然饮食,很难摄取足够的叶酸。为保证围孕期妇女叶酸的摄入量,目前普遍采用补充叶酸制剂和食物叶酸强化两种方法。一般情况服用 0.4mg/d 叶酸即可,特殊情况遵医嘱服用。如叶酸代谢障碍风险人群,目前建议增补叶酸 0.8mg/d,建议从孕前 3 个月开始至整个孕期均补服叶酸;对于神经管缺陷(NTD)生育史的高风险妇女(或近亲中有 NTD 生育史),每日增补叶酸最低剂量为 0.8mg/d,但孕中、晚期考虑继续补服 0.8mg/d 的叶酸剂量。

5. 避免有毒有害物质

(1)物理因素:高温、噪声及放射性核素可能会对胎儿产生有害影响。备孕夫妇应减少接触或不接触物理环境的时间,提前离开高温环境,避免噪声。

（2）**化学因素**:常见的有铅、苯、汞、砷、农药等,铅可通过胎盘对胚胎直接造成毒害作用,引起流产、早产、死胎、畸形、神经系统缺陷和智力低下等。农药也可增加不良妊娠结局的风险。须避免接触有毒有害化学物质。

（3）**生物因素**:常见的对胚胎和胎儿发育有影响的病原微生物包括风疹病毒、巨细胞病毒、弓形体、人类免疫缺陷病毒、梅毒螺旋体、乙肝病毒等。猫和狗可能会传染弓形虫病,孕妇感染弓形虫病可引起流产、胎儿畸形或发育迟缓。

6. 预防感染

（1）患乙肝的妈妈可能会直接将病毒传播给胎儿,准备怀孕前先进行乙肝五项筛查。如检测结果均为阴性者,建议注射乙肝疫苗,应在完成最后 1 针接种后 3 个月,待乙肝表面抗体检测阳性后再妊娠。

（2）孕前或孕早期感染风疹病毒,可能造成流产或者死胎,甚至先天性风疹综合征。建议先检测风疹病毒抗体,如 IgG 抗体阳性,说明已有自身免疫力;如 IgG 抗体阴性,IgM 抗体阳性,提示近期有过风疹感染,需暂缓怀孕并复查 IgM,待转阴后再考虑怀孕;如确认未怀孕,且上述两个抗体均为阴性,可接种风疹疫苗,并在接种 3 个月后再怀孕。

（3）建议计划妊娠的女性或孕妇接种流感疫苗,孕妇可在妊娠任何阶段接种流感灭活疫苗,但禁止接种流感减毒活疫苗。

（4）有生育计划的女性应提前接种 HPV 疫苗,不推荐孕期接种,如 HPV 疫苗系列接种开始后才发现妊娠,剩下的疫苗须推迟至妊娠结束后进行。

7. 合理用药　妊娠前期药物可以通过影响母体的内分泌、代谢等间接影响胚胎,也可透过胎盘屏障直接影响胎儿。最严重的是药物毒性可影响胚胎分化和发育,导致胎儿畸形与功能障碍。建议在服用对妊娠有影响的药物期间,最好避免怀孕。

8. 保持心理健康　妊娠期身体发生的各种变化,都会使孕妇面临生理、心理、生活等各方面的问题,妊娠期内会对丈夫及家人的依赖性增强;另外担心胎儿健康状况、家务增多、经济负担加重等均可导致孕妇的情绪变化或带来心理问题。应鼓励夫妇做好充分的思想及物质准备,解除精神压力,保持健康心理,维持和谐家庭关系,预防孕期及产后心理问题的发生。

（二）遗传咨询

妊娠前遗传咨询是指通过了解夫妻双方的种族、年龄、家族史、既往史和妊娠史等情况,选择适当的遗传相关检测方法,对未来的妊娠结局进行风险评估,提出建议和指导。对存在以下情况者,夫妻双方需进行遗传咨询:①不明原因流产或不育,在排除其他原因的情况下;②夫妻一方或家庭成员患有遗传病或生过遗传病患儿;③生过一胎异常儿,特别怀疑与遗传因素有关的疾病;④其他与婚育有关的遗传或遗传相关因素。

（三）遗传咨询工作注意事项

遗传咨询中的法律、伦理和道德问题,遗传病或出生缺陷疾病关系着婚姻、家庭并常涉及法律和伦理,因此在咨询工作中需注意以下几点:

1. 遗传咨询的时间越早越好　在亲属中有遗传疾病者,应在结婚前或怀孕前做好遗传咨询。以前生过异常胎儿者,应于备孕前做遗传咨询。

2. 咨询过程中要求夫妻共同参与　为了避免在询问双方的家族史时出现遗漏,夫妻双方需一起接受咨询。

3. 咨询态度和善　遗传病或出生缺陷病患者大多为先天性残疾,终生承受病痛,他们的父母也长期饱受着精神上的折磨,在咨询中应以关怀的态度耐心解答问题。

4. 保密原则　遗传和出生缺陷疾病的患者及亲属心理创伤较重,多不愿向他人透露病残,涉及婚育家庭的问题，也不愿让人知道。因此咨询室应与普通诊室分开，在专门的房间内单独进行。咨询时除必要的医护工作人员外，避免其他无关人员进入。所得的检查诊断结果，如染色体畸变、性功能异常等，只向当事人报告并为其保密。

ER 6-3

练习题

思考题

　　林女士，29岁，两次不明原因流产，医生建议夫妻双方进行遗传咨询。哪些情况下夫妻双方需进行遗传咨询？

（石理红）

第七章 │ 妊娠期保健

ER 7-1
教学课件

ER 7-2
思维导图

学习目标

1. 掌握早期、中期、晚期妊娠保健措施。
2. 熟悉产前筛查和产前诊断的适宜人群。
3. 了解妊娠期妇女的生理、心理和社会特点。
4. 学会妊娠期的优生宣教。
5. 具有关爱孕妇的人文精神、尊重父母的传统美德和爱岗敬业的职业精神。

第一节　妊娠期的生理、心理和社会特点

案例导入

李某，28岁，怀孕8周，前往医院进行产前检查。自诉平时恶心、呕吐比较严重，食欲欠佳，担心营养摄入不足会影响胎儿发育，询问今后饮食方面需注意哪些，以及如何进行产前检查。

工作任务：

1. 给予李某孕期饮食指导。
2. 告知李某产前检查的时间及内容。

妊娠是妇女一生中特殊的一个生理时期，是胚胎和胎儿在母体内生长发育的过程，包括早期妊娠、中期妊娠、晚期妊娠三个时期。在此阶段，妇女全身各器官及心理均发生变化，以适应孕育胚胎和胎儿所需。

一、妊娠期母体和胎儿的生理特点

（一）妊娠期母体的生理特点

1. 生殖系统　子宫体逐渐增大、变软，呈球形。妊娠12周后，增大的子宫超出盆腔，在耻骨联合上方可以触及子宫，宫底上升，腹部逐渐膨隆。妊娠12~14周起，子宫会出现不规律、不对称、无痛性、稀发的宫缩，即生理性子宫收缩。妊娠晚期不规律性子宫收缩更加频繁，使子宫颈逐渐软化，为分娩做好准备。妊娠后子宫峡部变软，伸展拉长变薄，成为宫腔的一部分，临产时长度可达到7~10cm，成为产道的一部分。子宫颈充血，呈紫蓝色。宫颈分泌物增多、黏稠，形成黏液栓阻塞宫颈口，保护宫腔，不受感染。阴道充血水肿呈紫蓝色，皱襞增多，伸展性增加。阴道上皮细胞含糖原增加，乳酸含量增多，使阴道pH降低，酸性环境有利于防止生殖系统感染。卵巢停止排卵，月经停止。

2. 乳房　增大、变软。妊娠早期乳房开始增大，充血明显，有胀痛感；妊娠中期，乳头、乳晕着色，乳腺腺泡增生，出现深褐色的蒙氏结节；妊娠晚期，挤压乳房，可有少量初乳溢出。

3. **血液循环系统**　妊娠 6~8 周起血容量开始增加，32~34 周达到高峰，增加约 1 450ml。因血浆增加多于红细胞增加，血液相对稀释，孕妇易出现生理性贫血。妊娠晚期血液呈高凝状态，为预防产后出血做好准备。当妊娠晚期孕妇长时间采取仰卧位时，增大的子宫压迫下腔静脉，导致回心血量和心排血量减少，易出现直立性低血压。

4. **消化系统**　部分孕妇孕 6 周左右会出现食欲减退、恶心、呕吐等早孕反应，一般妊娠 12 周左右消失。由于胃肠平滑肌张力降低，贲门括约肌松弛，胃内容物反流至食管下部会产生胃部烧灼感。妊娠期肠蠕动减弱，易出现上腹饱胀感，发生便秘。

5. **泌尿系统**　妊娠期肾脏略增大。由于母儿代谢产物的排泄量增加，肾脏负担加重。肾血流量及肾小球的滤过率增加，但肾小管对葡萄糖重吸收不能相应增加，部分孕妇可出现生理性尿糖。多数孕妇由于增大的前位子宫压迫膀胱而出现尿频，妊娠 12 周后逐渐消失，胎先露入盆后再次出现尿频现象。输尿管增粗、蠕动减慢，加之右旋的子宫压迫右侧输尿管，易引起右侧肾盂肾炎。

6. **皮肤变化**　妊娠期因垂体分泌促黑色素细胞激素增加，且雌激素明显增多，孕妇面部、乳头、乳晕、腹壁正中线及外阴皮肤有色素沉着，即妊娠斑。产后，沉着的色素将逐渐消退。腹部皮肤紧绷，由于皮肤张力纤维过度拉伸断裂，孕妇下腹壁可见紫红色妊娠纹，一般产后会变为银白色。

7. **体重**　一般于妊娠 13 周起体重开始明显增加，每周增加不超过 0.5kg。我国《妊娠期妇女体重增长推荐值标准（2022 年）》中提到需根据孕前体重指数，提出孕期体重增长建议，具体内容见知识拓展。

> **知识拓展**
>
> ### 孕期体重增长范围的建议
>
> 孕前体重指数（BMI）$< 18.5kg/m^2$ 的孕妇，孕期增重 11.0~16.0kg 为宜；孕前 BMI 为 18.5~24.0kg/m² 的孕妇，孕期增重 8.0~14.0kg 为宜；孕前 BMI 为 24.0~28.0kg/m² 的超重孕妇，孕期增重 7.0~11.0kg 为宜；孕前 BMI≥28kg/m² 的肥胖孕妇，孕期增重 5.0~9.0kg 为宜。

（二）胚胎和胎儿的生理特点

受精后 8 周内的人胚称为胚胎，是人体主要器官分化形成时期，也是致畸高危期。从受精第 9 周起称为胎儿，是各器官进一步发育的时期。妊娠 8 周末胚胎初具人形，心脏已形成，B 超检查可见心脏搏动。妊娠 11 周 B 超检查可见胎儿胸廓运动，能观察到胎儿小肠蠕动，其肾脏已具有排尿功能。妊娠 12 周末胎儿身体各器官、系统基本形成，能辨别性别，通过多普勒胎心听诊仪能听到胎心音。

孕中期胎儿发育迅速，尤其是脑细胞的发育。妊娠 3~6 个月是胎儿大脑的第一个迅速增长期，主要是脑细胞体积增大和神经纤维增长，使脑的重量不断增加。妊娠 16 周 B 超检查可见羊水进出呼吸道的呼吸运动，呼吸频率为 30~70 次 /min；胎儿胃肠功能已基本建立，可吞咽羊水、排出尿液以控制羊水量；胎儿手、足能做细微的活动，部分孕妇已自觉胎动，妊娠 20 周以后所有孕妇均能感觉到胎动。妊娠 24 周末，各脏器均已发育，皮下脂肪开始沉积，因量不多皮肤仍呈皱缩状，胎儿皮脂腺开始具有分泌功能，胎儿在宫内可以听到一些声音，出生后可有呼吸，但存活能力极差。

孕晚期是胎儿肌肉、骨骼、脂肪组织发育和功能完善的时期，胎儿体重迅速增长。妊娠 7~9 个月是胎儿大脑发育的第二个高峰期。妊娠 28 周末：胎儿脑部发育，能控制身体的动作，有呼吸运动，出生后经特殊护理可以存活，但易患新生儿肺透明膜病。妊娠 32 周末：神经系统发育，对体外强烈的声音有所反应，生活力尚可，出生后注意护理能存活。妊娠 36 周末：男婴睾丸下降至阴囊中，女婴大阴唇开始发育，内脏功能完全具备，指 / 趾甲已达指 / 趾端，出生后能啼哭能吸吮，生活力良好，此时出生基本可以存活。妊娠40周末：胎儿身长约50cm，体重约3 400g。皮下脂肪厚，体型圆润，皮肤没有皱纹且呈现光泽的淡红色，足底皮肤有纹理。骨骼结实，头盖骨变硬，双顶径>9.0cm，指/趾甲已超过指/趾端，头发长度>2cm。出生后哭声响亮，吸吮力强，能很好存活。

二、妊娠期母体的心理特点

妊娠后女性由于体内激素水平的变化、生理变化以及家庭角色的改变，心理会发生一些改变。医务人员需要了解孕妇的心理变化，以便给予有效的心理护理，指导孕妇适应妊娠，迎接新生命的到来。孕妇常见的心理反应有以下几方面：

1. **怀疑、震惊**　从停经到确诊妊娠时，孕妇一般会产生怀疑、震惊的反应，随后会为妊娠而兴奋和快乐，为自己将要成为母亲而幸福和满足。

2. **矛盾**　很多初次怀孕妇女因为缺乏孕育经验而自信心不足。还有一些孕妇可能出现纠结与冲突心理，尤其是计划外怀孕的女性，因家庭、年龄、经济条件、工作、学习等因素而暂时不能要孩子，怀孕后既感到高兴，又觉得怀孕不合时宜而懊恼。

3. **接受**　随着妊娠周数增加，孕妇能听到胎心音，感觉到胎动，其接受宝宝的心理会越来越强烈。孕妇会更加关注胎儿的生长发育，渴望胎儿尽快成长。妊娠晚期，孕妇开始主动购买宝宝的生活必需品，会去学习一些孕育宝宝的知识，会跟家人一起探讨宝宝的性别等，为宝宝的到来做好准备工作。

4. **焦虑、抑郁**　早孕反应会让孕妇感到身体疲乏、食欲缺乏、恶心呕吐，孕妇会担心营养摄入不足，影响胎儿的生长发育，易情绪激动，如发怒、哭泣等。临近分娩，部分孕妇因担心分娩疼痛，对阴道分娩产生恐惧心理。孕妇害怕分娩中会出现意外情况，情绪变得紧张不安，期望家人更加关注自己，若未能满足，会产生焦虑心理。

5. **内省**　由于自己即将成为母亲，孕妇会经常反省自己过去与母亲的关系，通过内省逐渐形成对母亲角色责任的认识，有利于孕妇将来向母亲角色的转变。

三、妊娠期母体的社会特点

妊娠早期，孕妇特别关注自己身体和胎儿的变化，对周围人对待自己的态度较敏感。孕妇因早孕反应身心不适，有些会担心发生流产，渴望获得情感支持，希望家人、同事、领导等在生活、工作中对其给予更多的爱护和关照。若孕妇与丈夫关系紧张或婚姻状况不稳定，缺少丈夫、父母的关爱和呵护，孕妇心情变得低落，日常兴趣显著减退，产生无望感、无助感，自我评价下降。缺少单位和社会的支持，孕妇可因为妊娠影响就业和工作质量而产生心理压力。此外，孕妇的家庭经济状况、文化程度、年龄等也对孕妇心理造成明显的影响。

进入妊娠中期，孕妇的腹部日渐膨隆，给行动及工作带来不便，如工作紧张、工作量大会使孕妇产生心理压力。随着孕妇妊娠反应的消失和情绪的稳定，丈夫及其他家庭成员、单位领导和同事可能会减少对孕妇的关注、照顾程度。

随着孕妇临近预产期，孕妇的家人，尤其是丈夫，对孕妇能否顺利分娩的担忧和紧张增加，常因经验不足感到手足无措。同事和朋友需对孕妇给予更多的关心和支持。

第二节　妊娠期保健措施

为了保障母儿健康，提高出生人口素质，应积极开展妊娠期保健，其内容包括定期产前检查，为孕妇提供营养、卫生、心理等方面的咨询和指导，监护胎儿生长发育，针对高危妊娠者给予医学指导和重点监护。

一、早期妊娠保健措施

妊娠早期是指从末次月经开始至妊娠 13^{+6} 周之间的妊娠，是胚胎和胎儿生长发育的关键时期。须及早确定妊娠，给予心理支持、生活与卫生保健指导，预防和及时发现早期妊娠并发症，避免接触各种有害物质，减少出生缺陷的发生，达到优生优育、促进母婴健康的目的。

（一）检查与监测

1. 及早确诊妊娠 既往月经规律的育龄期妇女，未采取避孕措施停经 10d 以上者，首先应考虑妊娠。结合恶心、呕吐、乳房胀痛等症状，进一步借助妊娠试验、B 超检查等及早确诊，早期保护胚胎，避免受物理、化学、生物等有害因素影响而诱发畸形。

2. 第一次产前检查 确定早孕后即进行首次产前检查，并建立孕产期保健手册。检查包括：①询问孕妇健康史、家族史、孕产史、月经史，并推算预产期。②全身检查、产科检查及必要的辅助检查。辅助检查主要包含血常规、血型、尿常规、生化全项、乙肝五项、丙型肝炎、艾滋病（HIV）、梅毒、优生五项检查（TORCH）等，以便及早发现孕妇有无全身严重肝肾疾病、传染性疾病、宫腔内感染等情况，及时进行治疗，必要时终止妊娠；早期进行血型检查，可以及时发现是否存在母儿血型不合，预防新生儿溶血症。③评估孕妇心理及社会特点。④评估高危因素，不宜继续妊娠者应建议其及时终止妊娠。夫妇双方有遗传病史或家族史者，需要做进一步的遗传咨询和必要的产前诊断。凡是有高危因素的孕妇都应纳入高危妊娠管理。

> **知识拓展**
>
> #### 妊娠高危因素筛查
>
> 第一次产前检查及随后的每次产前检查都应注意筛查孕妇是否存在妊娠高危因素，常见的高危因素有：①孕妇年龄大于 35 岁或小于 18 岁，身高在 145cm 以下；②不良孕产史，如习惯性流产、死胎、死产、难产，生育过先天性畸形儿；③有家族遗传性疾病史或夫妇一方患有遗传性疾病；④内科并发症，如患有心脏病、糖尿病、肾脏病、癫痫等疾病；⑤接触有害物质，如妊娠早期感染病毒，接触大量放射线、化学物质，服用对胎儿有致畸作用的药物；⑥妊娠并发症，如妊娠高血压综合征、前置胎盘、羊水异常、胎儿生长受限、过期妊娠等。

3. 监测胚胎和胎儿发育 妊娠 6 周左右进行 B 超检查，可以观察到妊娠囊、胚胎大小、胎心搏动等，有利于确诊为宫内正常妊娠，排除异位妊娠和葡萄胎。妊娠早期，孕妇体重增加不明显，子宫增长速度慢，常通过 B 超检查来监测胎儿发育情况。B 超检查可以测量胎儿颈部透明层厚度（NT），及早发现胎儿发育有无异常。

> **知识拓展**
>
> #### 孕产妇"五色"分级管理
>
> 以"绿色、黄色、橙色、红色和紫色"5 种颜色来标识本次妊娠的风险等级。绿色提示低风险，孕妇基本情况良好，无妊娠合并症、并发症；黄色提示一般风险，孕妇基本情况存在一定危险因素（如年龄 >35 岁），或患有孕产期合并症、并发症，但病情较轻且稳定；橙色提示较高风险，孕妇基本情况存在一定危险因素（如年龄≥40 岁），或患有妊娠期并发症，对母婴安全有一定威胁；红色提示高风险，孕妇患有严重的妊娠期并发症，继续妊娠会危及孕妇生命；紫色提

示妊娠合并传染性疾病，如病毒性肝炎、梅毒、艾滋病等。对于风险评估分级为"橙色、红色、紫色"的孕产妇，须填写孕产妇妊娠风险评估分级报告单，及时报送辖区妇幼保健机构。

(二) 生活与卫生保健指导

1. 饮食与营养 合理膳食，营养均衡。孕妇需补充适量的热量和脂肪，适当增加牛奶、鸡蛋、瘦肉、鱼等优质蛋白质的摄入。补充各种维生素和微量元素，尤其应注意叶酸和维生素 A 的补充。叶酸缺乏会引起胎儿脑神经管畸形，建议孕妇多摄入动物肝脏、深绿色蔬菜、豆类等富含叶酸的食物，还需口服叶酸 0.4mg/d。

孕早期，部分孕妇会出现不同程度的早孕反应，为了保证孕妇摄入充足的营养，饮食以少食多餐为宜，宜清淡、易消化，少食油腻、辛辣刺激性食物。两餐之间可食用苏打饼干、馍片、面包等，也可补充水分和水果，以免空腹而加重妊娠反应。早孕反应严重者，建议及时就医。

2. 休息和活动 保证充足睡眠，每天睡眠 8h，午休 1~2h，避免熬夜。妊娠早期，除了有习惯性流产史或先兆流产症状的孕妇不宜运动，其余孕妇均可以正常工作和做家务。可选择散步、做孕妇保健操、打太极拳等轻松、缓慢的运动方式，每天运动 30~40min，运动量适度，动作幅度不宜过大，运动时脉搏不超过 140 次/min。减少去电影院、商场、游泳馆等人群拥挤、空气不流通的地方。长途旅行时需量力而行，避免过度劳累。避免提举重物、高空作业，避免频繁弯腰、下蹲等动作。

3. 个人卫生指导 注意口腔卫生，刷牙时可选用软毛牙刷，每天 2 次。勤洗澡，勤换衣服。清洗外阴，保持外阴清洁干燥。

4. 衣着 以柔软、舒适为宜。尽量穿棉质的内衣、内裤；选择合身、舒适的胸罩，不宜束胸，以免影响乳房发育，引起产后乳汁不足；宜穿轻便舒适的低跟鞋，不宜穿高跟鞋。

5. 性生活指导 妊娠最初 3 个月不宜进行性生活，以免诱发流产。

6. 用药指导 孕期不合理用药，会增加胎儿致残率、死亡率。尤其妊娠前 3 个月，是药物的致畸期，尽量不服用药物，必要时需在医生指导下规范用药。孕期用药原则：能单独用药，避免联合用药；当必须用药时，服用对胎儿影响最小的药物；选用疗效肯定的药物。

7. 避免感染和接触有毒有害物质 避免病毒和细菌感染，如风疹病毒、腮腺炎病毒、流感病毒等；避免饲养或接触宠物，以防感染弓形虫；避免接触放射线、微波、电离辐射、铅、汞、苯等危险因素。

(三) 心理调适

孕妇的情绪与胎儿的发育有着极其密切的关系。鼓励孕妇学习妊娠相关知识，积极接受怀孕。学会调节自己的情绪，可以通过听音乐、向朋友倾诉、与家人聊天等方式放松和转移注意力，保持稳定、乐观的心态，给胎儿一个良好的生长环境。

(四) 社会支持

丈夫要理解孕妇的心理需求，更多地关心、爱护孕妇，多沟通、多倾听、多陪伴，从而给予孕妇更多的心理支持。双方父母应多体贴孕妇，让孕妇感受到家庭的温暖与和睦，增强继续妊娠的信心，单位应给予孕妇工作上适当的支持与帮助。

(五) 妊娠早期常见疾病预防

1. 流产 是妊娠早期最常见的出血性疾病。妊娠早期，当孕妇出现阴道流血和下腹疼痛时，首先考虑为流产，应立即到医院明确诊断，判断流产的临床类型，及时给予相应的治疗。胚胎染色体异常是引起早期流产最常见的原因，母体不良因素、免疫功能异常和环境有害因素也可导致流产。

预防原则：①孕前妇女应积极治疗全身性疾病，如严重贫血、心脏病、糖尿病、慢性肾病等；②妊娠期积极防治各种感染性疾病和传染病，避免接触各种有害物质；③注意营养，充分休息，避免过劳及精神刺激，防止外伤；④改变不良生活习惯，禁止吸烟、饮酒、吸毒；⑤妊娠早期禁止性生活；⑥宫颈内口松弛者，及早行宫颈环扎术。

2. 妊娠期剧吐　少数孕妇因早孕反应严重，频繁恶心呕吐、不能进食，可导致水、电解质及酸碱失衡，甚至危及孕妇生命。妊娠呕吐可能与孕妇人绒毛膜促性腺激素水平升高有关，精神过度紧张、焦虑及生活环境、经济状况较差的孕妇易发生妊娠剧吐。出现妊娠剧吐者应住院治疗。

预防原则：①孕妇应学习妊娠相关知识，认识到早孕反应是妊娠早期的一种正常生理现象，不必紧张；②孕妇应保持心情轻松愉快，并合理调配饮食。

3. 异位妊娠　即受精卵在子宫腔以外的部位着床发育，临床上以输卵管妊娠最常见，易发生在壶腹部。慢性输卵管异位妊娠炎症是异位妊娠的主要病因，B超检查有助于诊断异位妊娠。

预防原则：①孕前积极预防和治疗慢性输卵管炎；②停经后如出现下腹一侧隐痛或突然发生撕裂样疼痛，伴有少量阴道流血，甚至晕厥、休克者应警惕异位妊娠，及时就诊。

二、中期妊娠保健措施

中期妊娠（妊娠 14~27^{+6} 周），是胎儿迅速发育的时期。此期主要保健任务是定期产前检查，监测孕妇健康状况和胎儿生长发育情况，指导孕妇加强营养、适当运动及胎教，预防和及时处理中期妊娠并发症。

（一）检查与监测

1. 定期产前检查　首次产前检查无异常者，妊娠 12 周起开始产前检查，妊娠 20~28 周每 4 周检查一次。高危妊娠者，酌情增加产检次数。检查内容包括体重、血压、腹围、宫高、胎方位、胎心音等，以了解胎儿大小与孕周是否相符，判断胎儿生长发育情况。一般建议在妊娠 14~20 周进行 21 三体综合征筛查，推算 21 三体综合征患儿的风险率，高风险者需要进一步进行产前诊断；妊娠 20~24^{+6} 周进行超声检查，筛查胎儿是否存在畸形；妊娠 24~28 周进行糖耐量试验，以便及时发现妊娠糖尿病；还应根据孕妇身体状况做尿常规、心电图等其他必要的检查。告知孕妇在妊娠期间有异常情况应及时到医院就诊。

2. 筛查高危因素　中期妊娠产前检查应重点筛查孕妇有无妊娠期合并症、并发症及其他对妊娠结局、母婴健康不利的因素，如妊娠高血压综合征、妊娠糖尿病、妊娠合并贫血等，并加以管理。

3. 监测胎儿发育

（1）绘制妊娠图：妊娠图是最常用且简便有效的妊娠期监测方法，由每次产前检查测得的宫底高度、腹围、体重等绘制而成（图 7-1）。测量值在相应孕周的第 10~90 百分位数，提示胎儿发育正常；若小于第 10 百分位数，提示胎儿生长受限；大于第 90 百分位数可能为胎儿发育过快或羊水过多、双胎等情况。

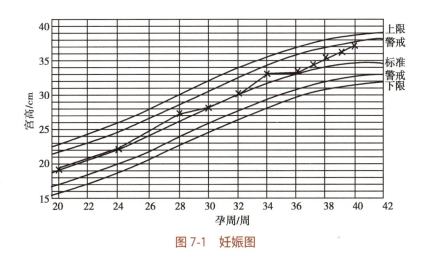

图 7-1　妊娠图

（2）**超声检查**：B超检查可以通过测量胎儿双顶径、头围、腹围、肱骨长，进而推算出胎儿的胎龄和体重；还可以检查胎儿外观有无畸形、胎儿数目、胎心搏动等。

（3）**其他检查**：可根据需要选择胎动计数、胎儿电子监护仪、生物化学等方法监测胎儿生长发育状况。

（二）生活与卫生保健指导

1. 饮食与营养　妊娠中期胎儿生长发育快，平均每天体重增加约10g。此阶段早孕反应逐渐消失，孕妇食欲增加，其基础代谢率比非妊娠期增加10%~20%。孕妇需补充足够的营养，才能满足自身和胎儿生长发育所需。营养的补充要品种多样、荤素兼顾、粗细搭配，但要注意碳水化合物的摄入要适当，摄入不足会影响孕妇健康和胎儿生长发育，摄入过量会增加巨大胎儿、妊娠糖尿病、剖宫产的发生率。

（1）**热量**：65%来源于糖类。妊娠中期开始，孕妇每天摄入的热量至少应增加200kcal，相当于一碗米饭或2个小笼包或3个馒头的热量。

（2）**蛋白质**：每天蛋白质摄入量应增加15g，相当于500ml鲜牛奶或1.5个鸡蛋的蛋白质含量。孕妇要多摄入优质蛋白，其主要来源于瘦肉、鱼虾、蛋、乳制品等。蛋白质摄入不足会影响胎儿大脑和其他脏器的发育，还可使孕妇营养不良、免疫力下降、贫血，并影响产后身体恢复和乳汁分泌。

（3）**各种维生素**：中期妊娠应补充足够的维生素。①孕中期是胎儿骨骼和视网膜发育的关键时期，孕妇应注意补充维生素A，其主要存在于动物性食物中，如牛奶、动物肝脏、胡萝卜、葡萄、柚子等。②维生素B族，尤其是叶酸的补充极其重要，中期孕妇需继续服用叶酸0.4mg。③维生素C为形成骨骼、牙齿、结缔组织所必需，还可以促进铁的吸收，能提高机体抵抗力，常见的富含维生素C的食物包括柑橘类、猕猴桃、西红柿等，必要时口服维生素C，每次200mg/片，每日2次。④孕妇还需补充维生素D，鼓励孕妇多晒太阳，多吃动物肝脏、蛋黄、鱼等食物，促进钙的吸收。

（4）**各种微量元素**：妊娠中期及以后，孕妇还应注意钙、铁、碘、硒等微量元素的补充。①钙：孕妇应每天摄入钙0.6~1.5g，可多饮用牛奶或奶制品，也可服用枸橼酸钙，同时注意补充维生素D。缺乏钙会影响胎儿骨骼、牙齿发育，孕妇会出现抽搐。②铁：妊娠4个月以后开始补充铁剂，多吃含铁的食物如动物血、肝脏、绿叶蔬菜等。非贫血孕妇，若血清铁蛋白<30μg/L，应补充元素铁60mg/d；一旦确诊为缺铁性贫血者，需补充元素铁100~200mg/d，遵医嘱口服铁剂，同时补充维生素C促进铁的吸收。

2. 运动与休息

（1）**休息**：孕妇要注意劳逸结合，保证充足的睡眠时间。休息时宜采取左侧卧位，不宜长时间仰卧，以免增大的子宫压迫下腔静脉和腹主动脉影响子宫、胎盘的血液循环，导致回心血量减少而出现直立性低血压。

（2）**运动**：适当运动。运动可以促进孕妇全身血液循环，有利于食物的消化、吸收，能控制体重增长过快，缓解精神紧张；还能促进胎儿新陈代谢，有利于胎儿大脑、感觉器官、平衡器官以及呼吸系统的发育。一般选择轻松、舒缓、低强度的运动方式，如散步、练瑜伽、骑自行车、做孕期保健操等，且运动量应随妊娠月份增加而逐渐减少。有先兆流产、早产史、多胎、羊水过多、前置胎盘、严重内科合并症的孕妇应以休息为主。

孕妇于妊娠中期开始做妊娠期保健操（图7-2），每天2次。做操能松弛腰背部及骨盆关节，增强腰部、腹部和盆底肌肉张力，缓解孕妇因体重增加和重心前移引起的疲劳和腰背酸痛，使身体以柔韧而健壮的状态进入妊娠晚期和分娩期。妊娠期保健操具体动作要领见实践二（孕期优生宣教）。

3. 卫生指导　勤洗澡，以淋浴为宜，勤换内衣、内裤，以保证皮肤的清洁和舒适。

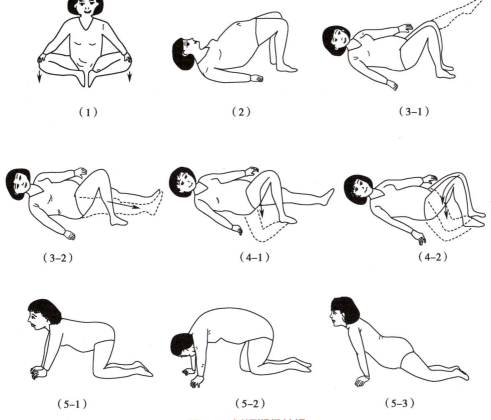

（1）　　　　　　　　　　　　（2）　　　　　　　　　　　　（3-1）

（3-2）　　　　　　　　　　　（4-1）　　　　　　　　　　　（4-2）

（5-1）　　　　　　　　　　　（5-2）　　　　　　　　　　　（5-3）

图 7-2　妊娠期保健操

（1）第一节盘腿运动；（2）第二节骨盆运动；（3-1）（3-2）第三节腹肌运动；
（4-1）（4-2）第四节骨盆扭转运动；（5-1）（5-2）（5-3）第五节振动骨盆运动。

4. **乳房护理**　妊娠 24 周后，孕妇用温湿毛巾轻柔地擦洗乳头，每天 1 次，可以使乳头皮肤坚韧，产后哺乳时乳头不易皲裂。乳头平坦或有明显内陷者应于妊娠 5~6 个月开始纠正，方法是一手托起乳房，另一手拇指与示指捏住乳头根部反复轻轻向外牵拉（图 7-3）。严重凹陷者可使用注射器、吸奶器或乳头内陷矫正器，利用其负压将乳头吸出，使乳头突出，便于产后婴儿吸吮。

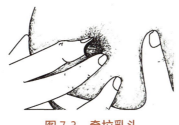

图 7-3　牵拉乳头

5. **衣着**　宽松简洁、方便穿脱。内衣、内裤以棉质为宜，不穿化纤衣物。孕妇尽量不要穿高跟鞋，以免加重身体重心前移，引起腰部疲劳和酸痛。

6. **性生活指导**　妊娠中期可以同房，但应节制。

（三）胎教

妊娠中期，胎儿的大脑迅速发育，味觉、嗅觉、触觉、视觉、听觉等功能逐渐成熟，胎儿在子宫内是有感觉、有意识、能活动的，能对外界的声音、光线、触摸等刺激发生反应。此时，父母有目的、有计划地通过音乐、语言、抚摸等措施与胎儿互动，孕妇稳定的情绪、良好的思维、美好的联想所产生的神经冲动，都可以促进胎儿身心健康和智力发育。胎教应循序渐进，应根据胎儿发育特点逐步进行。从妊娠 4 个月起可以开始胎教，应观察胎动规律，选择在胎儿觉醒时进行。胎教主要方法如下：

1. 音乐胎教　播放优雅动听、明朗轻快的音乐，孕妇应用心领略音乐的语言，有意识地产生联想，如大自然充满生机的美、美好的未来生活及一切美好的事物。孕妇还可以通过唱歌、朗诵使胎儿接收语言声波的信息，促使胎儿感觉器官的发育，有利于胎儿的智力开发和良好性格的形成。音乐胎教时需注意音响强度不要超过 65dB，频率不超过 2 000Hz，音源应距离孕妇 1m 左右，以免对胎儿听力造成损害。

2. 语言胎教　孕妇应增加生活中的语言、文学修养，以优美的语言丰富和美化自己的生活。父母应经常隔着腹壁与胎儿聊天、讲童话故事、朗诵儿歌，向胎儿讲述大自然的变化和眼前的美好景象，讲述父母对未来生活的憧憬，并充分体现关心和爱抚，对胎儿出生后的心理适应和智力发育有利。

3. 信息胎教　包括简单词汇、书法、绘画等方式，孕妇在写字或绘画时，要边写边画边讲解。讲解的同时要联想实物，如葡萄、桃子、西红柿等，告诉胎儿这些物品的形态、颜色、味道等。

4. 抚摸胎教　是孕妇或其丈夫用手轻轻抚摸孕妇腹壁的胎儿部位，使胎儿感受并做出反应，以促进胎儿运动神经发育。抚摸胎教在孕 6 个月以后，孕妇每晚睡觉前卧于床上，全身放松，在胎动较频繁时进行，每次 5~10min，每周 3 次。如配以轻松、愉快的音乐，效果更佳。有早产史或先兆早产的孕妇不宜使用。

（四）心理调适

1. 保持积极乐观的心态　情绪要稳定，不宜过喜、过怒，中医提到"怒伤肝、喜伤心、思伤脾、忧伤肺、惊恐伤肾"，可见剧烈的情绪变化，会对孕妇自身产生不良的影响。另外，负性情绪还会影响到胎儿。

2. 避免思想过于松懈　妊娠中期孕妇身体状况虽然稳定，但由于身体各个系统的负担进一步加重，心脏、肝脏、肾脏等脏器功能可能出现损害，因此妊娠中期孕妇应定期做产前检查，不可因无明显自觉症状而疏于检查。

3. 克服依赖感　妊娠中期孕妇可以适当从事家务劳动和正常上班，适当活动可以增强孕妇的肌肉力量，有助于分娩，还能改善孕妇心理状态。部分孕妇因体形改变而不愿活动，不做任何事情，凡事都依赖他人，这样容易让孕妇感到郁闷和孤独，也不利于胎儿的健康。

（五）社会支持

孕妇的家庭成员，需关心孕妇，丈夫要主动分担家务，多陪伴妻子，让其在舒适、和睦、宽松的家庭氛围中度过妊娠期。孕妇多与其他孕妇或经验丰富的妈妈交流，获得更多有关妊娠的知识。单位领导和同事对中期妊娠孕妇仍然要给予照顾，并随妊娠月份的增加适当减轻其劳动强度。母婴保健机构和社区医院应按时做好产前检查和孕期指导。

（六）妊娠中期常见疾病的预防

1. 流产　详见"本章第一节早期妊娠保健"。

2. 妊娠高血压综合征　是妊娠期特有的疾病，病因尚未明确。本病基本病理变化是全身小血管痉挛，主要症状为高血压、蛋白尿、水肿。

预防原则：①加强健康教育，定期进行产前检查，给予保健指导，指导孕妇若有头晕、头痛、恶心呕吐、下肢水肿、视物不清等情况时，应及时到医院就诊。②指导孕妇合理饮食。孕妇应多食富含优质蛋白、维生素、钙、铁等微量元素的食物，多吃新鲜蔬菜和水果，减少动物脂肪和盐的摄入。③保持良好的生活习惯。孕妇应保证足够的睡眠，睡眠时尽量侧卧位，以增加胎盘血供。孕妇要保持愉快心情，适当减轻工作和学习压力，避免精神紧张。④做好妊娠高血压综合征的筛查。建议孕妇妊娠早期进行此项筛查，对于高危者，要及时调整饮食结构、调整心态，补充钙剂。研究表明，补钙可以预防妊娠高血压综合征的发生和发展。

3. 妊娠糖尿病（GDM） 是指孕妇妊娠前未患糖尿病，妊娠后糖代谢异常的一种疾病。孕妇于妊娠 24~28 周行葡萄糖耐量试验（OGTT），空腹血糖≥5.1mmol/L、服糖后 1h 血糖≥10.0mmol/L、2h 血糖≥8.5mmol/L，其中有一项达到或超过以上标准，即诊断为妊娠糖尿病。

预防原则：①控制饮食，保持营养均衡。饮食遵循低糖、低脂肪、高蛋白、高膳食纤维、高维生素原则。②适当运动，餐后半小时血糖迅速升高，应于此时开始运动，避免血糖过高对胎儿造成影响。一般每天运动 2 次，每次以 30~40min 为宜。③监测血糖，有高危因素者应在孕早期进行血糖监测或进行 OGTT 试验，及早发现异常，进行相应治疗，并居家自我监测血糖水平。④当需要用药物控制血糖时，一定要遵医嘱用药，对于孕妇一般不宜用降糖药物治疗，常选用胰岛素治疗。⑤保持心情舒畅，认真地对待病情，不要过分担忧。

4. 妊娠合并贫血 贫血是妊娠期较常见的并发症，以缺铁性贫血最常见。

预防原则：①定期产前检查，及早发现贫血，并予以治疗；②妊娠 4 个月起，常规补充铁剂。详见"第四章第六节疾病因素"。

三、晚期妊娠保健措施

晚期妊娠是妊娠 28 周至 42 周之间的妊娠。妊娠晚期孕妇子宫明显增大，对腰骶部产生的压迫症状逐渐明显，行动不方便。另外，面对即将来临的分娩，孕妇既担心早产，又恐惧分娩，心情很矛盾。因此，妊娠晚期应加强保健工作，除了要继续指导孕妇重视孕期营养、坚持胎教和做妊娠期保健操外，还要指导孕妇对妊娠晚期常见并发症和胎儿情况进行自我监护，做好分娩健康宣教。

（一）检查与监测

1. 定期产前检查 妊娠 28~36 周每 4 周做 1 次产前检查，妊娠 36 周以后每周检查 1 次。高危孕妇应根据病情酌情增加产前检查次数，必要时可住院待产。检查内容同妊娠中期。若胎位不正，应于妊娠 30 周以后进行矫正，矫正胎位应在医生的指导和监护下进行。产前检查应及时发现先兆早产、胎膜早破、前置胎盘、胎盘早剥、羊水过多或过少等异常情况，并及时处理。

2. 监测胎盘功能和胎儿宫内状况 通过胎动计数、胎心监护仪、B 超检查、生化检查等可以监测胎盘功能和胎儿宫内情况，及时发现胎儿宫内窘迫、胎儿生长受限等妊娠晚期并发症。其中胎动计数是评估胎儿宫内情况最简便、有效的方法之一，应指导孕妇从妊娠 28 周开始自行监测胎动情况直到临产，每日早、中、晚固定时间各 1h 胎动，将 3 次胎动次数相加乘以 4，即为 12h 胎动数。一般平均每小时胎动在 3 次以上，12h 胎动计数 > 30 次为正常，< 10 次提示胎儿缺氧，应及时到医院检查。电子胎心监护可以动态地监测胎心率，观察孕妇宫缩情况，建议孕妇妊娠 36 周及以后每周检查一次，每次 20~30min。超声检查可以评估胎儿大小、羊水量、胎盘成熟度、胎位和脐动脉收缩期峰值和舒张末期流速之比（S/D 比值）。一般建议妊娠晚期进行 B 超检查 2 次，其中 30~32 周可以评估胎儿生长发育情况，37~41 周能确定羊水量和胎儿情况。有异常情况的孕妇酌情增加检查次数。

（二）生活与卫生保健指导

1. 饮食与营养指导 妊娠晚期是胎儿生长最迅速、营养需求量最多的时期。各种营养物质的需要大致与中期妊娠相似，但应注意：①增加蛋白质摄入。每天应多摄入 25g 蛋白质，相当于 2 个鸡蛋加 50g 肉或者 100ml 牛奶。妊娠晚期如果蛋白质摄入不足，可影响胎儿脑细胞分化，导致脑细胞数量减少。②注意补锌。妊娠最后 3 个月锌摄入不足，可导致胎儿生长受限、早产、死胎等。锌主要来源于动物性食物，以肝、瘦肉、蛋黄和海产品含量较多，尤以牡蛎含量最高。植物性食物豆类、花生、蘑菇中含锌较多,而蔬菜和水果含锌较低。③不宜摄入过多的脂肪和糖类,避免盐摄入过量。

2. 运动与休息　妊娠晚期是孕妇整个妊娠期最疲劳的阶段,应以休息为主。运动应视孕妇的自身条件而定,除坚持散步外,还可以做妊娠期保健操的 1~4 节。运动量适度,动作幅度不宜过大,每次 15~20min 为宜,每周至少 3 次。

3. 卫生指导　详见"本章第二节中期妊娠保健措施"。

4. 性生活指导　禁止同房,避免早产和感染。

5. 分娩相关知识指导

(1)识别先兆临产:临近分娩,孕妇会出现先兆临产的表现:①子宫出现不规律收缩。特点为宫缩持续时间短且不恒定,间歇时间长而不规律,宫缩强度不增加,此现象夜间多见。②多数孕妇因胎先露入盆而感到上腹部变得轻松,呼吸轻快,进食量增加。③见红,是分娩即将开始的比较可靠的征象。但若出血量较多,超过月经量,需警惕妊娠晚期出血性疾病。

(2)分娩方式的指导:根据孕妇自身情况,选择适合的分娩方式,讲解分娩过程中可能出现的情况及相应的处理方法。阴道分娩者,教会孕妇正确使用腹压的方法,指导孕妇进行拉梅兹呼吸训练。

(3)母乳喂养指导:告知孕妇母乳喂养的益处,鼓励其进行母乳喂养,教会其母乳喂养的知识和方法。

(三)心理调适

1. 做好分娩准备　协助孕妇选择分娩医院,指导其准备好入院后所需的生活用品,讲解遇到各种异常情况时的应对措施。充分的分娩前准备,可增加孕妇的安全感,减轻紧张和焦虑,增强分娩信心。

2. 不宜提前入院待产　孕妇临近预产期,尚无临产征兆,不提倡提前入院待产。入院后,生活环境的改变,不利于孕妇活动和休息。另外,入院后还可能受到其他产妇分娩痛苦或者异常情况等负面信息刺激,易产生焦虑和紧张心理。

(四)社会支持

在妊娠的最后阶段,家庭、工作单位和社会应给予孕妇更多的关爱、帮助和支持,以缓解孕妇的紧张、恐惧和不适。家庭应帮助孕妇做好分娩前的各项准备工作,丈夫应照顾好孕妇的起居、饮食,以良好的情绪和积极的态度鼓励和支持孕妇进行适当运动,每天临睡前给妻子做一些放松性的按摩,给孕妇足够的心理安慰和关爱。家庭条件允许者可选择导乐分娩。母婴保健机构应利用各种途径做好妊娠晚期保健工作,满足孕妇知识需求。

(五)妊娠晚期常见疾病的预防

1. 前置胎盘　是妊娠晚期出血最常见的原因,与多次刮宫、多次分娩导致子宫内膜损伤或感染有关,胎盘面积过大、胎盘异常等也可导致前置胎盘。其主要表现为妊娠晚期无诱因、无痛性反复阴道出血。

预防原则:①做好计划生育,推广避孕措施,避免多产、多次刮宫或引产,减少子宫内膜损伤和子宫内膜炎的发生;②加强孕期管理,孕妇定期进行产前检查,给予孕期保健指导,告知孕妇出现不明原因的阴道出血现象,需及时诊治。

2. 胎盘早剥　是妊娠晚期常见的出血性疾病之一。主要症状为孕妇突发腹部持续性疼痛,有或无阴道流血。常见原因为血管病变(如妊娠高血压综合征、慢性肾脏疾病)、腹部受外力撞击、宫腔内压力骤然降低、外倒转术使脐带受到严重牵拉等,导致胎盘后血管破裂出血所致。

预防原则:①积极防治妊娠高血压综合征、慢性高血压、肾脏疾病;②当行外倒转术纠正胎位时,动作要轻柔;③羊膜腔穿刺术应在 B 超引导下进行,以免误伤胎盘;④人工破膜应在宫缩间歇期；⑤孕妇应适量活动，避免长时间仰卧；⑥避免腹部受到撞击和挤压。

3. 早产　常因妊娠晚期胎盘功能不全、胎膜早破、前置胎盘及胎盘早剥等并发症或孕妇合并有全身急、慢性疾病引起，也可因外伤、重体力劳动、遭受重大的精神刺激引起。

预防原则：①定期进行产前检查，排除可能引起早产的原因；②加强对高危妊娠的管理，积极治疗妊娠并发症和合并症；③注意孕期卫生，积极治疗生殖道感染，预防胎膜早破；④孕晚期注意休息，避免劳累，避免不良精神刺激，妊娠最后 3 个月禁止性生活；⑤宫颈内口松弛者，应于妊娠 14~18 周行宫颈内口环扎术。

4. 直立性低血压　孕妇较长时间采用仰卧位时，增大的子宫压迫下腔静脉，使血液回流受阻，可出现头晕、心悸、恶心、呕吐、面色苍白、出冷汗、脉细、血压下降等。

预防原则：休息时应取侧卧位，以左侧卧位为宜，使下腔静脉回流通畅。

第三节　产前筛查和产前诊断

一、产前筛查

产前筛查，是采用经济、简便和非创伤的生化检测方法，针对发病率高、病情严重的遗传性疾病或先天性畸形对孕妇进行广泛的检测，筛查出胎儿患有严重出生缺陷和先天性疾病的风险。对高风险可疑者，需进一步进行产前诊断来确诊，以便及早采取相应措施，预防先天缺陷儿的出生。目前广泛开展的产前筛查的目标疾病有 21 三体综合征、18 三体综合征、13 三体综合征，以及无脑儿、脊柱裂等开放性神经管缺陷。筛查方法包括血清学产前筛查、无创产前筛查、超声产前筛查。

（一）血清学产前筛查

血清学产前筛查是指对血清中生物标志物进行检测，结合孕妇年龄、孕周等情况，评价胎儿患染色体病及神经管畸形的风险率。筛查对象为自然受孕、单胎，且无侵入性产前诊断指征的孕妇。筛查的目标疾病为 21 三体综合征、18 三体综合征和开放性神经管缺陷。

血清学产前筛查分别在孕早期、孕中期进行，并可通过早中期联合筛查，进一步提高对风险的预测能力。妊娠早期筛查，建议在妊娠 10~13^{+6} 周进行，检测血清中的生物标志物，结合 B 超检查结果以推断胎儿患 21 三体综合征的风险。一般孕妇血清中生物标志物妊娠相关血浆蛋白 A（PAPP-A）降低、游离 β- 人绒毛膜促性腺激素增高（β-hCG）及胎儿颈后透明带增厚，其 21 三体综合征的风险较高。联合应用血清学和超声检查的方法，对 21 三体综合征的检出率在 85%~90%，其中假阳性率为 5%。妊娠中期，建议在妊娠 15~20 周进行血清学筛查，常用的三联筛查指标是甲胎蛋白（AFP）、β-hCG、游离雌三醇（uE$_3$）。21 三体综合征患者 AFP 降低、β-hCG 升高、uE$_3$ 降低；应用抑制素作为第 4 项指标，形成四联筛查。21 三体综合征检出率为 60%~75%。血清中 AFP 高则神经管缺陷的发生率较高，检出率达 90%。

筛查结果分为高风险和低风险。高风险产前筛查结果的判定：21 三体综合征筛查结果风险率 ≥1/270；18 三体综合征筛查结果风险率 ≥1/350；开放性神经管畸形筛查结果风险率 AFP≥2.0 MOM。对于高风险孕妇，详细说明风险值的含义及筛查与确诊的区别，并介绍进一步检查或诊断的方法，由孕妇酌情选择。

（二）无创产前筛查（NIPT）

无创产前筛查是通过监测孕妇血清中游离胎儿 DNA、RNA 或胎儿细胞，进行胎儿遗传病检测的非侵入性产前筛查。筛查的目标疾病为 3 种常见胎儿染色体非整倍体异常，即 21 三体综合征、18 三体综合征、13 三体综合征。该项筛查不能检测出开放性神经管缺陷，因此，一般直接选择孕妇外周血胎儿游离 DNA 产前检测的孕妇,应当在妊娠中期进行胎儿神经管缺陷风险评估。

1. 筛查时间 妊娠 12~22^{+6} 周进行此项筛查。

2. 适宜证和禁忌证

(1) **适宜证**:血清学筛查显示胎儿常见染色体非整倍体临界高风险的孕妇;有介入性产前诊断禁忌证者,如先兆流产、出血倾向、Rh 阴性血型等;错过血清学筛查最佳时间,又无产前诊断指征的孕妇。

(2) **禁忌证**:孕周 <12 周;夫妇一方有明确染色体异常;1 年内接受过异体输血、移植手术、异体细胞治疗等;胎儿超声检查提示有结构异常须进行产前诊断;有基因遗传病家族史或提示胎儿罹患基因病高风险;孕期合并恶性肿瘤;有明显影响结果准确性的其他情形。慎用人群包括早孕期、中孕期血清学筛查高风险;预产期年龄为 35~39 岁且单纯年龄为高危因素者;重度肥胖(体重指数 >40kg/m^2);通过体外受精 - 胚胎移植方式受孕;有染色体异常胎儿分娩史,但夫妇双方染色体正常的情形;双胎及多胎妊娠。

3. 筛查结果 《孕妇外周血胎儿游离 DNA 产前筛查与诊断技术规范》中提到检测结果为低风险的孕妇,建议其定期进行常规产前检查;如果同时存在胎儿影像学检查异常,应当进行产前诊断;检测结果为高风险的孕妇,须进行产前诊断。

(三) 超声产前筛查

超声产前筛查通过超声对胎儿进行先天性缺陷筛查,是了解胎儿主要解剖结构最常用、无创、可重复的方法。超声产前筛查的主要目的是评估胎儿生长发育和发现胎儿严重的结构异常,对降低出生缺陷,提高出生人口素质具有重要意义。

1. 妊娠早期 建议妊娠 11~13^{+6} 周进行,通过 B 超测量胎儿顶臀长(CRL)和颈项透明层(NT)厚度,筛查胎儿患 21 三体综合征的风险。

2. 妊娠中期 建议妊娠 20~24^{+6} 周进行,通过 B 超测量胎儿双顶径、头围、腹围、一侧股骨长和肱骨长,筛查胎儿有无严重结构畸形,包括无脑畸形、脑膨出、单心室、开放性脊柱裂及严重胸腹壁缺损并内脏外翻等。超声检查可以诊断 99% 的神经管畸形,但受孕周、羊水、胎位、母体腹壁薄厚等多种因素影响,以及部分胎儿畸形超声检出率极低,如房室间隔缺损、外生殖器畸形等,因此,胎儿结构畸形的产前超声检出率为 50%~70%。

(四) 产前筛查结果判定及追踪随访

1. 结果判定 产前筛查只是风险率的估计,并不能确诊胎儿异常,在未进行产前诊断之前,不应对孕妇做终止妊娠的处理。

2. 追踪随访 对所有筛查对象要进行随访,随访率应 >90%,随访时限为产后。对筛查结果为高风险的孕妇,应随访产前诊断结果和妊娠结局。产前筛查机构应进行随访信息登记,定期上报省级产前检查质量控制中心。

二、产前诊断

产前诊断是指在胎儿出生前应用细胞遗传学、分子遗传学、影像学、生物化学等技术,了解胎儿在宫内的发育状况,检测胎儿细胞的生化项目和基因等,对先天性和遗传性疾病做出诊断,是诊断胎儿染色体疾病的"金标准"。通过产前诊断,可以掌握先机,对可治疗性遗传疾病,选择适当时机进行宫内治疗;对于不可治疗性遗传疾病,能够做到知情同意,选择人工流产。

(一) 产前诊断的适应证

产前诊断的对象:①年龄≥35 岁的高龄孕妇;②胎儿发育异常或者胎儿有可疑畸形者;③有遗传病家族史或者曾经分娩过先天性严重缺陷婴儿者;④夫妇一方有明确染色体异常者;⑤孕期产前筛查为高风险孕妇;⑥孕期超声筛查发现胎儿异常的孕妇;⑦孕早期接触过可能导致胎儿先天

缺陷的物质者；⑧孕妇可能为某种 X 连锁遗传病基因携带者。

（二）产前诊断的分类

产前诊断根据取样方式的不同，包括侵入性产前诊断取样技术和非侵入性产前诊断取样技术。侵入性产前诊断主要分为羊膜腔穿刺术、绒毛膜绒毛吸取术、脐带穿刺术、胎儿镜检查四类。非侵入性产前诊断包括经宫颈脱落的胎儿滋养细胞、孕妇外周血胎儿细胞、孕妇外周血胎儿游离 DNA。临床上以羊膜腔穿刺术和绒毛膜绒毛吸取术多见，以下分别介绍其操作方法和特点。

1. 羊膜腔穿刺术　亦称羊水取样，是指在超声引导下，用消毒注射器经腹壁、子宫从羊膜腔内获取羊水标本，得到胎儿皮肤、胃肠道、泌尿道等的游离细胞，利用这些游离细胞进一步分析胎儿的染色体是否异常的一种操作技术，是目前最常见的一种产前诊断方法。一般患有严重心、肝、肾疾病、并发前置胎盘、一周内曾行羊水穿刺失败或术前两次测量体温（腋温）高于 37.2℃的孕妇，不宜进行羊膜腔穿刺术。

羊膜腔穿刺术一般为门诊手术，最佳时间是妊娠 16~22 周。操作方法：①孕妇排空膀胱取仰卧位，腹部常规消毒、铺巾。②术前常规超声检查，了解胎儿心脏活动情况，估计孕龄，明确胎盘位置、羊水深度及胎儿数以及选择穿刺部位。③穿刺点以 1% 普鲁卡因浸润麻醉，穿刺针垂直刺入，经腹壁、宫壁进入羊膜腔，拔出针芯即有羊水流出。用注射器缓慢抽取羊水 20ml，立即送检。④当双胎妊娠时，先从一个羊膜腔抽取羊水，拔针前在羊膜腔内注入 1∶10 稀释的靛胭脂 2~3ml，待隔膜显示后，选择穿刺点做第二个胎囊穿刺，抽吸到清的液体即证实羊水来自第二个羊膜腔。⑤超声观察胎心及胎动情况。

目前羊水穿刺术已非常成熟，风险相对较小，引起流产的风险率较低。此外羊膜腔穿刺术后，孕妇有可能出现羊水渗漏、宫内感染、脐带或胎盘血肿等并发症，应密切观察，及早进行处理。

羊膜腔穿刺术

2. 绒毛膜活检术（CVS）　是指在超声引导下行穿刺术，吸取胎盘绒毛组织，经处理或短期培养后进行染色体分析、酶和蛋白质检测，或直接提取 DNA 进行基因分析。可分为经腹绒毛吸取术和经宫颈绒毛吸取术。CVS 是一种成熟的产前诊断方法，成功应用于孕早期诊断胎儿染色体异常及各种遗传性的单基因疾病，有着广阔的临床应用前景。

CVS 时间一般以妊娠 10~13^{+6} 周为宜，此时绒毛细胞较容易培养。CVS 的主要优势为孕早期即可进行，缩短了确诊时间，被检者可及早做出选择。CVS 的劣势为无法检测甲胎蛋白（AFP），无法筛查胎儿神经管缺陷，引起流产的风险比羊膜腔穿刺术高，部分检测结果存在嵌合现象，不如羊膜腔穿刺术结果可靠。CVS 后，常见的并发症有流产、出血、感染、损伤肠管，应加强观察，及时进行处理。

练习题

思考题

1. 张女士，26 岁，初次妊娠，现妊娠 12 周来医院进行产前检查。检查结果：体重 55kg，BP 102/78mmHg，P 148 次 /min，NT 检查结果正常。

请思考：

（1）该孕妇下次产前检查的时间是哪天？

（2）孕中期保健指导的内容有哪些？

2. 王女士，32 岁，怀孕 34 周，前往医院进行产前检查。自诉近两周爬楼梯后，自觉心悸、气促、胸闷。患者既往无心脏疾病，无妊娠期并发症。体格检查：T 36.6℃，P 108 次 /min，R 22 次 /min，BP 112/80mmHg。心电图检查显示为正常窦性心律，无异常。

请思考:

(1)该孕妇出现异常表现的原因是什么?

(2)针对患者目前状况,请思考后期需要如何加强监护?

3.李女士,初产妇,30岁,末次月经为 2022 年 5 月 13 日。现妊娠 20 周,B 超检查确诊妊娠后一直未进行过产前检查,最近自感胎动,为了解胎儿发育情况来医院检查。

请思考:

(1)李女士的预产期是哪一天?

(2)李女士应该进行哪些辅助检查?

（张艾丽）

第八章 │ 分娩期保健

ER 8-1

ER 8-2

教学课件 思维导图

学习目标

1. 掌握分娩期的保健措施、爱母分娩行动的实施要点。
2. 熟悉分娩期的保健目的。
3. 学会分娩期的保健指导的内容。
4. 具有尊重、关爱产妇,耐心服务的意识和良好的沟通能力。

第一节 分娩期的生理、心理和社会特点

案例导入

张女士,初产妇,32 岁,因妊娠 38^{+6} 周,阵发性下腹疼痛 2h,于上午 10 时来到医院待产。因孕期听闻亲朋好友描述过分娩疼痛难忍,她一直对分娩过程有恐惧心理。入院后每当出现宫缩时张女士就不断呻吟,拒绝进食,宫缩间歇期也不休息。

工作任务:

如何对张女士进行心理指导,帮助她顺利度过分娩期?

分娩是指妊娠满 28 周及以后的胎儿及其附属物,从临产发动至从母体全部娩出的过程。分娩的发生历经三个产程:宫颈扩张期(第一产程)、胎儿娩出期(第二产程)和胎盘娩出期(第三产程)。在三个产程中可能发生异常分娩、分娩期并发症、胎儿窘迫等异常情况危及母儿。其中,分娩的疼痛刺激能引起产妇的应激反应,初产妇没有分娩经验,对这种刺激反应会更加强烈,形成较大的心理压力,从而影响产程进展。因此,助产人员要在产程中给予产妇全面的引导和支持,减轻产妇的紧张和恐惧,筛查和排除影响分娩的危险因素,从而降低产妇、围生儿的患病率和死亡率。

一、分娩期母体和胎儿的生理特点

(一)分娩期母体的生理特点

产妇出现规律性宫缩,开始时 5~6min 一次,持续大约 30s,同时伴随进行性子宫颈管消失、宫颈口扩张和胎先露下降,即表明已经临产,进入第一产程。第一产程宫缩的特点是持续时间较短、宫缩弱、间歇期长。随着产程进展,宫缩的持续时间逐渐延长,且强度不断增加,间歇期缩短,产妇的疼痛感也逐渐增强。因第一产程时间长且伴有疼痛刺激,产妇不能很好休息,体力消耗较大,若不及时补充营养和水分,会导致产妇出现脱水、酸碱平衡失调。

进入第二产程后,宫缩较第一产程增强,频率和强度达到高峰,持续 1min 或以上,间歇期仅1~2min。当胎头下降达到骨盆底时,压迫直肠前壁和肛提肌,产妇出现强烈的排便感,不自主屏气增加腹压,腹肌、膈肌、肛提肌均开始参与分娩过程。胎头降至骨盆出口时,宫缩时可见会阴膨隆

及肛门松弛张开。随着胎头在阴道口拨露的面积增大，会阴体厚度也由非孕状态的 3~4cm 被逐渐拉长变薄，甚至薄至约为 2~4mm。

胎儿娩出后，宫缩暂时停止，子宫底下降平脐，产妇有短暂的轻松感。几分钟后宫缩重新出现，宫体变硬呈球形，宫底升高达脐上。子宫收缩使宫腔容积变小，而胎盘不能相应缩小，与子宫壁发生错位剥离，有少量血液从阴道流出。宫缩时产妇再次屏气用力，胎盘随之排出。第二产程产妇消耗了大量的体能，若未能及时补充，当胎儿娩出后表现出疲乏无力，甚至因体内热量不足出现寒战。

（二）胎儿及新生儿的生理特点

胎儿在子宫收缩的作用下，在产道内沿着骨盆轴逐渐下降，并完成衔接、下降、俯屈、内旋转、仰伸等动作，在下降的过程中，胎心率、胎头会出现一些适应性变化。正常的胎心率为 110~160 次 /min。在子宫收缩时由于血管受压，进入子宫、胎盘的血流量一过性减少，胎儿暂时处于缺氧状态，多表现为胎心率加快；在宫缩间歇期，子宫、胎盘缺血状态明显缓解，胎心率恢复正常。在胎儿娩出的过程中，胎头受到产道的挤压，颅骨发生轻度重叠，胎头体积变小，有利于胎头的下降和内旋转，便于胎头娩出。同时，由于胎头受挤压，胎头局部软组织出现水肿，形成产瘤，此为生理现象。

当第二产程胎头降至骨盆出口压迫盆底组织时，在良好产力的推动下，胎头继续下降，于宫缩时胎头露出于阴道口，而间歇时又缩回，即为胎头拨露（图 8-1）。当胎头双顶径越过骨盆出口，宫缩间歇时胎头不再回缩，即为胎头着冠（图 8-2）。着冠后会阴极度膨隆，产程继续进展，胎头枕骨于耻骨弓下露出，出现仰伸动作，胎头娩出后，接着出现复位及外旋转，随后前肩和后肩相继娩出，胎体娩出，后羊水随之涌出。胎体在宫缩作用下，呈间歇性下降，胎体的各部位在通过产道的过程中不断被挤压，从而发生一系列适应性转动，以适应骨盆各平面的不同径线。进入第二产程后，宫缩频率加快，收缩强度增加，持续时间延长，宫缩时子宫、胎盘处于缺血状态，胎儿缺氧明显以致心率加快，宫缩间歇期胎心率很快恢复正常，如宫缩过强、间歇期过短，易发生胎儿宫内窘迫，应密切观察胎心，建议持续胎心监测。

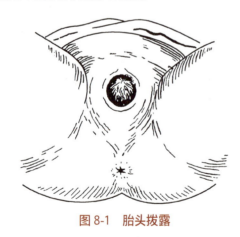

图 8-1 胎头拨露

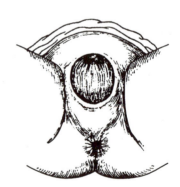

图 8-2 胎头着冠

新生儿的生理特点详见"第十章第一节新生儿的生理、心理与行为特点"。

二、分娩期母体的心理特点

分娩期产妇由于宫缩所致的疼痛逐渐增强、对分娩结局的未知、预感孩子即将到来以及入院待产等生理、环境、心境变化而发生较大的心理波动，精神紧张、恐惧、焦虑等是常见的心理反应，这些心理反应会影响产程顺利进展，导致产程延长或产力异常等情况的发生。胎儿娩出后，产妇感到轻松，心情比较平稳。若新生儿有异常或性别不能如愿，则会产生焦虑、烦躁或憎恨的情绪。分娩期产妇常见的心理反应有以下几方面：

1. **恐惧**　初产妇因为没有分娩经验，产前受到分娩如何痛苦和危险等信息的片面影响，绝大部分特别害怕分娩疼痛，对自己能否顺利分娩缺乏信心。当宫缩开始后表现出明显的紧张与不安，时刻担心自己和胎儿的安危。

2. **焦虑**　产程开始后，宫缩所致的疼痛和对即将发生分娩的未知性，是产妇产生焦虑的最直接原因。当宫缩逐渐增强、腹痛逐渐加重时，产妇期待减轻疼痛并尽快结束分娩，甚至有的产妇没有信心坚持下去，在第一产程初期就要求剖宫产以尽快结束分娩。进入第二产程后腹痛加剧，宫缩达到最强，因胎头下降压迫直肠和盆底组织致使产妇有胎儿随时娩出的感觉，产妇出现极度紧张、恐惧和焦虑，害怕出现自己可能无法应对的异常情况。第三产程再次出现的宫缩痛可能会使部分产妇再度出现焦虑，尤其是看到新生儿有先天畸形，或因新生儿窒息需要抢救等意外情况时，会加重焦虑，导致产妇对疼痛的耐受力下降，表现为烦躁不安，甚至引发心悸、血压升高、呼吸加快、全身肌肉颤抖等。

3. **孤独感与依赖**　入院后产妇与家属分离，置身于陌生的环境会让产妇出现孤独无助感。由于缺乏分娩的相关知识，再加上对疼痛的忍受性差，绝大多数产妇都表现出强烈的依赖性，尤其是一直生活在优越环境中的初产妇，心理抗挫折能力、躯体承受能力、耐力等方面都相对较弱，对父母、丈夫的依赖心理很强。随着宫缩疼痛的加剧，这种依赖心理逐渐加重，有强烈要求亲人在身边陪伴的愿望。依赖表现的强弱还与个人的性格、受教育程度、职业、家庭背景等有一定的关系。

4. **缺乏自信**　产妇自信心的丧失与恐惧密切相关。部分产妇因害怕疼痛或出现意外，对自然分娩缺乏信心。

5. **兴奋**　当听到新生儿的第一声啼哭时，绝大多数产妇由最初的紧张、焦虑转为兴奋，主要表现为健谈、多问，尤其想知道新生儿的性别、体重以及是否正常，急于看到或触摸新生儿。当确认新生儿一切正常时，所有担忧立即消失。

三、分娩期母体的社会特点

分娩的经历对于女性及其家庭会产生久远的影响。痛苦的分娩经历可能会造成部分产妇产后乃至远期的心理疾病。产妇在分娩时希望得到来自丈夫、亲人、朋友的陪伴和支持，同时家属也会随着产程进展表现出焦虑不安，希望能陪伴在产妇身边，给予支持和照顾，减轻产妇的担忧程度。

随着产程的进展、疼痛的加剧，产妇会更加紧张、焦虑和烦躁，自控能力较差，不配合医护人员的指导，有时甚至提出一些无理要求，同时，产妇家属会因产妇即将进入分娩关键时刻与产妇分离而倍加紧张、焦急和担忧，这样会减弱家属和医护人员对产妇的社会支持力量。

胎儿娩出后，产妇家属的紧张及担忧心理也会消失，多将注意力转移到新生儿，而疏忽对产妇的照顾，增加了产妇的心理负担。医护人员也可能因产妇分娩结束而暂时放松对产妇的进一步指导，使产妇失去最有力的社会支持。

第二节　分娩期保健措施

一、第一产程的保健措施

第一产程又称宫颈扩张期，是指从出现规律宫缩开始至宫颈口开全。在分娩的三个产程中，第一产程历经时间最长。正确实施第一产程的保健指导是保证分娩顺利进行的重要措施。

（一）检查与监测

1. **观察宫缩**　第一产程初期每隔 1~2h 检查宫缩 1 次，随宫缩增强，检查次数逐渐增多。检查者将手掌置于产妇腹壁上，仔细辨别宫缩持续时间、间歇时间、收缩强度，并予以记录。

2. 胎心监测 用多普勒胎心听诊仪在宫缩间歇期听诊胎心音,潜伏期每小时听诊 1 次,活跃期每隔 15~30min 听诊 1 次,注意胎心频率、节律及强度,正常情况下胎心率 110~160 次 /min。若出现胎心异常应立即报告医师,给产妇吸氧、左侧卧位,寻找原因及时处理。

3. 监测产程进展 宫口扩张和胎先露下降的速度和程度是产程观察的两个重要指标。通过阴道检查,可以了解宫颈管消失、宫口扩张及胎先露下降程度。根据宫口扩张情况第一产程可分为潜伏期和活跃期。一般潜伏期每 4h 检查一次,活跃期每 1~2h 检查一次,将检查结果详细地记录在产程图上。经产妇或宫缩频繁者间隔时间应酌情缩短,产妇肛门放松伴有排便感时应及时检查宫口是否开全。

4. 监测生命体征 每 4~6h 测量体温、脉搏、呼吸、血压并记录。第一产程宫缩时血压可升高 5~10mmHg,间歇期可恢复。产妇有不适或发现血压升高应增加测量次数,并给予相应处理。产妇有循环呼吸等其他系统并发症时,还应监测血氧饱和度、尿量等。

5. 胎膜破裂情况 胎膜破裂简称破膜,当羊膜腔内压力增加到一定程度时,胎膜自然破裂,前羊水流出,此时应立即听取胎心,注意观察并记录羊水的性状、颜色、量和破膜时间。若羊水呈黄绿色,混有胎粪,提示胎儿窘迫;破膜后胎心率突然明显减慢提示脐带脱垂;若羊水清亮而胎头浮动未入盆者,嘱产妇卧床休息并抬高臀部,防止脐带脱垂;破膜后应注意外阴清洁,垫上消毒垫,若破膜 12h 尚未分娩,应遵医嘱应用抗生素预防。

(二) 产程指导

1. 饮食指导 产程中产妇应及时补充水分和食物,否则可出现电解质紊乱、宫缩乏力,而导致产程异常。但是,临产后产妇胃肠功能减弱,加之宫缩引起的不适,产妇多不愿意进食,有时还会出现恶心、呕吐等情况。为保证顺利分娩,应鼓励产妇在宫缩间歇期少量多次进食清淡、高热量、易消化的食物,以流质、半流质食物为佳。

2. 活动与休息 第一产程产妇进行适当的活动能促进胎先露下降及宫口扩张。若胎头已入盆,胎膜未破,宫缩不强者,日间可多鼓励产妇在室内活动,加快产程进展,夜间应指导产妇在宫缩间歇期休息,以保持体力。但有下列情况之一者,应卧床休息:①胎膜已破,胎头高浮或臀位;②合并重度先兆子痫;③异常出血;④妊娠合并心脏病。

3. 卫生指导 待产过程中,出汗、阴道血性分泌物、羊水都会污染产妇的衣物和床单,应注意保持床单位干净、平整。对胎膜已破的产妇,协助其使用吸水垫并经常更换,定期清洗会阴,以保持会阴部清洁,干燥,促进舒适感。

4. 注意膀胱充盈情况 临产后鼓励产妇每 1~2h 排尿一次,若排尿困难,经诱导排尿失败,则需行导尿术,因为膀胱充盈会增加子宫收缩时的不适感,而且会影响子宫收缩及胎头下降,导致产程延长。

5. 分娩镇痛 一般可分为非药物性镇痛和药物性镇痛两大类,临床上多采用非药物性镇痛来减轻产妇分娩时的疼痛。理想的分娩镇痛标准:①对母婴副作用小;②易于实施,起效快,作用可靠;③避免运动阻滞,不影响宫缩和产妇运动;④产妇可清醒地参与分娩过程;⑤能满足整个产程镇痛要求,满足必要时剖宫产手术的需要。

知识拓展

世界卫生组织提倡的非药物性镇痛方法

1. 家庭分娩环境 为产妇提供家庭式分娩场所,产妇待产、分娩均在同一房间进行,分娩所用的所有器械、药品都储藏在壁橱内,床上用品、窗帘、家具等尽可能家庭化,减少产妇紧张心理和维持良好的情绪。

2. 播放音乐　播放平时喜欢听的音乐,哼唱歌曲,转移和分散产妇注意力,降低对宫缩的感受性,增加对不适的耐受力。

3. 按摩和深呼吸　在每次宫缩时调整呼吸,宫缩间歇期有意识放松身体。

4. 自由体位　产妇可采取立、坐、蹲、跪等各种体位,以产妇舒适、缓解疼痛为准则,避免采取平卧位。

5. 热敷和温水浴　用湿毛巾热敷腰背部,温水淋浴或盆浴可缓解疼痛。水中分娩可缓解疼痛,加速产程进展。

6. 生物物理疗法　周围神经粗纤维电刺激疗法、耳针等都可以降低疼痛强度。

(三) 心理调适

助产人员在护理产妇的过程中应态度和蔼、语言亲切,注意倾听产妇叙述各种不适和内心感觉,了解引起产妇焦虑的真正原因并加以调适。用通俗易懂的语言向产妇讲解妊娠、分娩、育儿等相关知识,讲解腹痛与胎儿娩出的关系,指导产妇在宫缩腹痛时想象宫口在扩张、胎儿在下降、产程在不断进展,以转移注意力。随时向产妇通报产程的进展情况,增强产妇的自信心,减轻紧张及恐惧心理。

(四) 社会支持

妊娠期妇女常受到父母和丈夫的关爱,长期处于依赖的状态。为缓解产妇进入产房后因与家人分离而产生的紧张与孤独感,可实施陪伴分娩。陪伴分娩对产妇是一种有效的社会支持,能减轻产妇的孤独及紧张,防止焦虑和恐惧,促使分娩顺利进行。目前常用的陪伴分娩方式是助产士陪伴分娩、导乐陪伴分娩、丈夫陪伴及助产士与丈夫共同陪伴分娩。

(五) 第一产程常见疾病预防

1. **产程延长**　临床上可表现为潜伏期延长、活跃期延长。产力、产道、胎儿及产妇精神心理因素四个因素中任何一个或多个因素发生异常,都有可能导致潜伏期延长,其中子宫收缩乏力是潜伏期延长最常见的原因。活跃期延长最主要的原因为胎位异常,同时影响分娩的其他因素亦会对活跃期造成影响。

预防原则:①加强产程指导,注意指导产妇休息、合理进食、定时排尿排便、避免精神紧张等;②加强产程监护,应及时处理潜伏期延长、活跃期延长,无效时施行剖宫产。

2. **胎儿窘迫**　常见于产程延长、产力异常使胎儿出现缺氧或酸中毒。

预防原则:①勤听胎心音,注意胎动情况,一旦发现胎儿窘迫应积极寻找原因并及时处理;②认真观察产程进展情况;③避免产妇有恐惧心理,紧张的心理状态也会导致胎盘供血不足,引发胎儿窘迫。

3. **宫颈水肿**　在分娩过程中,随着宫颈的扩张和先露下降,使宫颈前唇长时间受压于胎头与耻骨联合之间引起,再加上产妇过早屏气,使未完全扩张的宫颈过度受压,血液回流受阻,以致发生水肿与充血。

预防原则:①产前进行适当的活动和锻炼,消除对分娩的恐惧心理,避免精神因素导致的滞产;②指导产妇在宫口未开全时不要过早运用腹压;③有手术指征的尽早手术。

二、第二产程的保健措施

第二产程是指从宫口开全至胎儿娩出,又称胎儿娩出期。新产程标准提出的产程时限为:初产妇第二产程不超过3h(椎管内阻滞麻醉不超过4h);经产妇快则数分钟,慢则不超过2h(椎管内阻滞麻醉不超过3h)。此期是落实产时保健"五防一加强"的关键时期,即防滞产、防感染、防产伤、防窒息、防出血,加强产程监护。

（一）检查与监测

1. 观察宫缩　第二产程宫缩进一步加强，应注意检查宫缩持续时间、间歇时间及宫缩强度，及时发现产力异常，防止滞产或急产发生。

2. 胎心监测　应勤听胎心，每 5~10min 听诊 1 次，每次听 1min，有条件最好用胎儿监护仪动态监测胎心。若出现胎心异常应立即报告医师，给产妇吸氧、左侧卧位，寻找原因及时处理，必要时尽快结束分娩。

3. 胎先露下降情况　进入第二产程应认真观察胎先露下降的程度，并将检查结果描记在产程图上，一旦出现胎头下降停滞，应立即查明原因，及时处理，防止滞产给母儿带来的损伤。

4. 破膜　进入第二产程后若还未破膜，应给予人工破膜。破膜后立即监测胎心，观察羊水颜色、性状和流出量，记录破膜时间。

5. 生命体征　注意观察呼吸、脉搏、血压情况，观察产妇的精神状态和面部表情，及时发现异常情况。

（二）产程指导

1. 体位选择　世界卫生组织提倡产妇自由选择分娩体位，不提倡采取膀胱截石位或平卧位分娩。自由体位分娩是由产妇自主选择一种最能缓解疼痛、感觉舒适的分娩体位，如站位、蹲位、坐位等，这些体位均为竖式分娩。但在特殊情况下，如宫缩较强、胎儿较小、产程进展迅速者，为避免分娩引发产道裂伤，产妇仍需采取膀胱截石位分娩。

2. 指导产妇运用腹压　宫口开全后，产妇正确使用屏气动作可有效增加腹压，加速产程进展。若使用不当可导致宫颈水肿和体力大量消耗，影响产程进展。正确运用腹压的方法：宫口开全后，产妇在宫缩开始时，先深呼吸一口气，然后屏住使腹肌和膈肌收缩，如解大便样向下用力，以增加腹压。宫缩间歇期全身肌肉放松，安静休息。再次宫缩时做同样动作。胎头"着冠"后，指导产妇宫缩时张口哈气，在宫缩间歇时稍向下用力，使胎头缓慢娩出，防止因胎儿娩出过快导致产道裂伤。

3. 保持体力　第二产程中产妇体力消耗较大，为保持良好体力，鼓励产妇在宫缩间歇期休息，放松全身肌肉，并适当进食高热量、易消化食物。分娩过程中叮嘱产妇避免大喊大叫，以免消耗能量。

（三）心理调适

多数产妇见到产床就会加重紧张、恐惧、焦虑的心理，产房的医护人员要增加亲和力，像朋友一样与产妇交流，转移产妇注意力，缓解紧张情绪，使产妇产生轻松感、信任感，逐步形成对医护人员的信赖，听从医护人员在产程中的指导，积极配合完成分娩过程。

（四）社会支持

第二产程历时较短，却是产妇心理压力最大、身体承受痛苦最多的时期，因此要对产妇加倍的关怀和支持。面对第二产程产妇恐惧、急躁的心理特征，应给予安慰和支持，接受产妇的各种行为表现，用温顺的语言、和蔼的态度、娴熟的技术赢得产妇的信赖，增加其安全感。

（五）第二产程常见疾病预防

1. 脐带脱垂　常见于头盆不称、胎位异常及胎膜早破。一旦发生脐带脱垂，易导致胎儿宫内窘迫，是导致死胎、死产、新生儿窒息的原因之一。

预防原则：①若胎先露未入盆，已发生了胎膜破裂者应卧床并抬高臀部。②人工破膜应在宫缩间歇期选择高位破膜，使羊水缓慢流出。胎膜破裂后应立即监测胎心音，及时发现脐带受压的情况。

2. 胎儿窘迫　详见"本章第一节第一产程保健"。

3. 软产道裂伤　急产、产力过强、胎儿过大、胎位异常、软产道病变等均可能造成软产道的损伤,较常见的为会阴、阴道裂伤和子宫颈裂伤。

预防原则:①分娩前应对软产道损伤的因素进行充分的评估,包括胎儿大小、产力、会阴弹性等。②正确指导产妇屏气用力,正确保护会阴,防止胎儿娩出速度过快。③应用器械助产时要正确评估会阴侧切指征,手法轻柔,严格按照操作规程进行,减少对母儿的损伤。

三、第三产程的保健措施

第三产程是指从胎儿娩出后至胎盘娩出的过程,又称胎盘娩出期。需要 5~15min,一般不超过30min。此期是防治新生儿窒息、预防产后出血的关键时期。因此,加强第三产程的保健对保证母儿健康和降低母儿发病率有着重要意义。

(一)检查与检测

1. 宫缩情况 胎儿娩出后子宫轮廓清楚,宫体变硬呈球形,提示子宫收缩正常。反之,为子宫收缩不良。

2. 胎盘剥离情况 胎盘剥离征象有:①宫体变硬呈球形,子宫下段被扩张,宫体呈狭长形被推向上方,宫底升高达脐上;②剥离的胎盘降至子宫下段,阴道口外露的脐带自行延长;③阴道少量流血;④用手掌尺侧在产妇耻骨联合上方轻压子宫下段时,子宫体上升而外露的脐带不再回缩。

3. 胎盘、胎膜的完整性 将胎盘铺平,先检查胎盘母体面胎盘小叶有无缺损,然后提起胎盘,检查胎膜是否完整,再检查胎盘胎儿面边缘有无血管断裂。疑有副胎盘、部分胎盘或大块胎膜残留时,应在无菌操作下将手伸入宫腔取出残留组织。如确认仅有少量胎膜残留,给予子宫收缩剂待其自然排出。

4. 软产道有无裂伤 胎盘娩出后,应仔细检查产妇会阴、小阴唇内侧、尿道口周围、阴道及宫颈有无裂伤。如有裂伤,应立即进行缝合。

5. 评估阴道出血量 分娩结束后应仔细收集并记录产时阴道的出血量,它包括聚血盆内收集的血量和敷料上的血量。预计出血大于300ml的产妇需要特别照护,因为临床估计的出血量往往比实际的出血量要少,应加以注意。

6. 产后 2h 护理 ①产后应在产房观察 2h,重点观察血压、脉搏、子宫收缩情况、阴道出血量、膀胱充盈程度、会阴及阴道有无血肿等,约有 80% 的产后出血发生在产后 2h 内,因此需密切观察;②提供舒适:为产妇擦汗更衣,及时更换床单及会阴垫,提供清淡、易消化流质食物,帮助产妇恢复体力。

7. 新生儿的检查 新生儿出生后进行阿普加(Apgar)评分,用于判断有无新生儿窒息及窒息的程度,是以出生后 1min 内的心率、呼吸、肌张力、喉反射及皮肤颜色五项体征为依据,每项为 0~2 分,满分为 10 分。新生儿体格检查包括:①测量头围、体重、身长,评价新生儿的发育与孕周是否相符;②检查头部有无外伤、产瘤、血肿;③检查四肢活动情况是否正常,有无骨折、神经损伤;④检查新生儿有无形体畸形,如唇裂、脊柱裂、肛门闭锁等;⑤检查脐带断端有无渗血。

(二)产程指导

1. 保持产力 胎儿娩出后,产妇疲乏无力,应嘱咐产妇利用宫缩间歇期休息,放松全身肌肉,减少不必要的能量消耗,以顺利完成第三产程。

2. 指导产妇屏气 确认胎盘剥离后,指导产妇向下屏气协助胎盘娩出。

3. 建立亲子关系 新生儿处理完毕,应尽早将婴儿抱于母体胸前,让母子皮肤直接接触,可增进母子感情,促进亲子关系及早建立。在产后 30min 内协助新生儿第一次吸吮乳头,可促进子宫收缩,防止产后出血,有助于乳汁分泌,稳定母儿情绪。

(三)心理调适

胎儿娩出后,产妇有如释重负感,感到轻松、兴奋,以为分娩结束,但是医护人员要指导过度兴奋的产妇在第三产程中安静下来。告知分娩还未完全结束,将产妇的注意力转移到第三产程上,让产妇安静地闭目养神、全身放松休息,等待宫缩的重新出现,促使胎盘顺利剥离。

(四)社会支持

新生儿出生后,产妇暂时处在兴奋与激动的状态中,当得知分娩的痛苦还未结束时,产妇会感觉到疲惫和脆弱,这时渴望有良好的人文关怀和休息环境来满足心理和生理需求。医护人员应该给产妇提供安静且无刺激的产房环境,减少对产妇的感官刺激。丈夫应给产妇体贴和关爱,医护人员应给予及时指导。在多方共同努力下,在最大程度上减轻产妇的心理负担,保证产妇安全度过分娩期。

(五)第三产程常见疾病预防

1. 产后出血 原因有子宫收缩乏力、胎盘胎膜残留、软产道裂伤及凝血功能障碍。

预防原则:①指导产妇正确运用腹压,控制胎儿娩出速度,注意保护会阴;②接生者正确掌握会阴切开指征,适时切开会阴,以免造成软产道裂伤;③对有产后出血可能的产妇,当胎儿前肩娩出后立即给予缩宫素;④准确识别胎盘剥离征象,适时协助胎盘娩出。胎盘娩出后仔细检查胎盘和胎膜是否完整,软产道有无裂伤。

2. 新生儿窒息 为新生儿死亡的主要原因之一,是出生后最常见的紧急情况,必须积极抢救和正确处理,以降低新生儿死亡率及预防远期后遗症。

预防原则:①积极纠正第二产程中的胎儿窘迫;②当胎儿窘迫纠正不佳,有产程延长致胎头受压时间过长时,应尽快实施阴道助产或剖宫产结束分娩;③在胎儿娩出前 4h 内慎用镇静剂,防止新生儿呼吸中枢抑制引起窒息;④早产儿要注意促进胎肺成熟,妊娠 < 35 周,一周内有可能分娩,应使用糖皮质激素。

第三节 爱母分娩行动

“爱母分娩行动”是世界卫生组织倡导的产时服务新理念,目的是促进、保护和支持自然分娩。

一、概述

1. “爱母分娩行动”的背景 分娩是围生期中最关键的一段时期。1996 年,针对过多的医疗干预和剖宫产率的上升,世界卫生组织提出了“爱母分娩行动”。内容就是要爱护母亲,在母亲分娩过程中加强陪伴,给予生理上和心理上的支持,以增强产妇的信心和力量,顺利地完成自然分娩过程,避免遭受不必要的医疗干预和手术对母婴带来的伤害。

2. 自然分娩的优点 分娩是人类繁衍过程中的一个正常生理过程,是人类的一种本能行为。产妇和胎儿都具有主动参与并完成整个分娩过程的潜能。自然分娩对产妇和胎儿都是有利的。

(1)对产妇:①自然分娩的产妇能体验整个分娩过程,而不用受任何药物的影响,不必经历手术和麻醉的风险;②分娩时因宫缩带来的腹部阵痛使产妇大脑中产生内啡肽,可给产妇带来兴奋的感觉;③垂体分泌的缩宫素不仅能促进产程的进展,还能促进产后乳汁的分泌,对增进母子感情具有一定作用;④产后腹部无伤口,器官没有受到损伤,因此能减少产后出血及感染的机会;⑤产后康复快,既能尽快亲自照顾孩子,又能缩短住院时间,减轻经济负担。

(2)对胎儿:①分娩过程中,胎儿头部受盆底挤压而充血,可提高脑部呼吸中枢的兴奋性,有利于新生儿出生后迅速建立正常呼吸;②胎儿胸廓受到有节奏的压缩和扩张,有利于促进胎儿肺泡扩张以及出生后正常呼吸的建立;③经阴道分娩能将胎儿呼吸道内的羊水和黏液排挤出来,从而降低新生儿吸入性肺炎的发生;④通过应激反应可使肾上腺皮质激素增多,促进免疫因子的产生而增强新生儿的机体抗病能力;⑤胎体受压能刺激神经末梢,促进胎儿神经系统的发育。

3. 住院分娩的不当之处　①会阴侧切术的常规使用、剖宫产率的上升，甚至为了选择分娩日期和时间而进行计划分娩或剖宫产，给母婴造成不同程度的近期和远期伤害；②固定的分娩体位等使产妇失去人性化的选择权利；③使用非正常的产时干预，如使用缩宫素促进产程、人工破膜及粗暴地扩张宫颈等，将使产妇失去自然分娩的权利。

二、爱母分娩行动的实施要点

1. 为所有产妇提供分娩的陪伴者。

2. 普及产时服务知识　为公众提供分娩知识，普及有关产时服务的操作和程序（包括干预措施及其后果）等知识。

3. 尊重各地风俗文化　注意不同价值观和宗教信仰的差异，尊重不同民族产妇的民族习俗，在不影响治疗、护理的前提下提供合理的服务。

4. 同意产妇自由选择体位　为临产产妇提供适宜的活动场所，第一产程时鼓励产妇多走动，在别人帮助下，采取直立位、半蹲位或跪位以缓解分娩疼痛。不提倡采用平卧位或膀胱截石位分娩。

5. 提供良好的围生期保健服务　通过制订明确的围生期保健规定和程序，加强各级妇幼保健机构以及社区服务，为围生期妇女提供良好的围生期保健服务。

6. 不宜常规使用缺乏科学依据的操作　如剃毛、灌肠、静脉滴注、禁食、早期人工破膜等。

7. 教育医护人员用非药物性镇痛，不鼓励使用镇痛剂和麻醉药。

8. 鼓励所有母亲和家庭，在条件允许情况下进行接触、搂抱、母乳喂养和照顾自己的孩子，包括患病、早产及有先天性畸形的婴儿。

9. 不主张非宗教性的男婴包皮环切。

10. 力争达到世界卫生组织和联合国儿童基金会倡导的促进母乳喂养成功的十点措施。

知识拓展

母乳喂养成功的十点措施

世界卫生组织和联合国儿童基金会促使母乳喂养成功的十点措施。

1. 有书面的母乳喂养规定，并常规地传达到所有保健人员。
2. 对所有保健人员进行必要的培训，使其能实施这一政府策略。
3. 要把有关母乳喂养的好处及有关方法告诉所有孕妇。
4. 帮助母亲在产后 30min 内开始母乳喂养。
5. 指导母亲如何喂奶，以及在需与婴儿分开情况下如何保持泌乳。
6. 除母乳外，禁止给予婴儿吃任何食物或饮料，除非有医学指征。
7. 实行母婴同室，让母亲与婴儿一天 24h 在一起。
8. 鼓励按需哺乳。
9. 不要给母乳喂养的婴儿吸橡皮乳头，或使用奶头作安慰物。
10. 促进母乳喂养支持组织的建立，并将出院母亲转给这些组织。

ER 8-3

练习题

思考题

刘女士，28 岁，初产妇，因停经 38 周，阴道见红 4h，下腹部阵发性疼痛 2h 入院，孕期产检均正常。入院查体：BP 105/72mmHg，P 82 次 /min，宫高 33cm，腹围 98cm，胎心率 140 次 /min，头先露：

S^{-1}，规则宫缩，宫缩间隔 5min，每次持续约 30s。阴道检查：宫颈管消失，宫颈口开大 2cm，胎头已入盆，胎膜未破，可触及前羊水囊。骨盆外测量正常。

(1) 该产妇是否临产？为什么？

(2) 对该产妇如何进行产程的观察？

（石理红）

第九章 | 产褥期保健

教学课件

思维导图

ER 9-1　　ER 9-2

1. 掌握产褥期妇女保健目的和保健措施。
2. 熟悉产褥期妇女生理和心理特点及心理调适方法。
3. 了解产褥期妇女的产后访视相关内容。
4. 学会进行产褥期的保健指导。
5. 具有尊重产褥期妇女,体贴服务的意识和基本能力。

第一节　产褥期的生理、心理和社会特点

案例导入

　　赵女士,G_1P_1,产后 2d,经阴道自然分娩,今晨查房时张女士主诉出汗多,每天衣服都湿透几套,感觉有点发热,腹部不定时疼痛,哺乳时疼痛更严重。

工作任务:

1. 请分析产妇存在哪些问题?
2. 请思考如何对产妇进行护理。
3. 请对产妇开展健康教育。

　　产褥期是指产妇全身各器官(除乳腺外)从胎盘娩出至恢复或接近正常未孕状态所需的时间,一般为 6 周。此期产褥期产妇要完成身体各器官及内分泌功能的恢复,还要承担哺育新生儿的任务。因此,做好产褥期保健,预防产褥期疾病的发生,对保证母婴健康具有重要意义。

一、产褥期妇女的生理特点

(一) 生殖系统

　　1. 子宫　产褥期生殖系统的变化最明显,主要为子宫复旧。子宫复旧是指胎盘娩出后子宫逐渐恢复到未孕状态的过程,包括子宫体肌纤维缩复、子宫内膜再生和子宫下段及宫颈的变化。

　　(1)子宫体肌纤维缩复:子宫体肌纤维的缩复不是肌细胞数目的减少,而是肌细胞体积的缩小。随着肌纤维不断缩复,子宫体逐渐缩小,宫底每天下降 1~2cm,产后 1 周子宫缩小至妊娠 12 周大小,产后 10d 左右降至骨盆腔内,腹部检查触摸不到宫底,产后 6 周子宫恢复至正常孕前大小。分娩结束时子宫重约 1 000g,产后 6 周子宫恢复至 50~70g。

　　(2)子宫内膜的再生:胎盘与子宫壁分离娩出后,胎盘附着处面积缩小,子宫蜕膜坏死脱落随恶露排出。3 周后子宫内膜由基底层再生修复形成新的功能层,但胎盘附着处的子宫内膜完全修复约需 6 周。

（3）**宫颈变化**：胎盘娩出后的宫颈壁薄、松软，形成皱襞，宫颈外口呈环形如袖口状。产后 2~3d 宫口仍可容 2 指，产后 1 周宫颈内口关闭，产后 4 周宫颈完全恢复至非孕时状态。分娩时宫颈多在 3 点和 9 点处发生轻度裂伤，导致初产妇宫颈外口由圆形（未产型），变成"一"字横裂形（经产型）。

（4）**恶露**：产后经阴道排出的坏死蜕膜组织、血液、细菌及宫颈黏液等称恶露。根据恶露的颜色及内容物不同，可分 3 种：①血性恶露：色鲜红，含有大量血液，持续 3~4d。②浆液性恶露：色淡红似浆液，含有少量血液，较多的坏死蜕膜、黏液和细菌，约持续 10d。③白色恶露：白色、黏稠，含有大量白细胞、坏死蜕膜及细菌等，约持续 3 周。正常恶露有腥味，但无臭味，总量 250~500ml，随着子宫的复旧，量逐渐减少，持续 4~6 周。

2. 阴道和外阴　产后外阴可有轻度水肿，一般于产后 2~3d 内自行消退。产后扩大的阴道腔逐渐缩小，肌张力逐渐恢复，但不能完全恢复到未孕时的紧张程度。会阴切口或会阴轻度裂伤，一般在产后 3~5d 愈合。处女膜在分娩时撕裂，成为残缺不全的处女膜痕。

3. 盆底组织　因其在分娩过程中过度扩张，可导致盆底肌弹性减弱，且常伴有肌纤维部分断裂。分娩后，盆底肌肉及其筋膜充血水肿，产后 1 周充血水肿消失，组织张力也逐渐恢复。通过康复训练可恢复或接近未孕状态，若产后恢复不良，日后易发生子宫脱垂。

（二）生命体征

产妇产后 24h 内体温略升高，但一般不超过 38℃。产后 3~4d，因乳房血管、淋巴管极度充盈，体温可高达 39℃，持续 4~16h 后恢复正常。产后呼吸深慢，14~16 次 /min。脉搏略缓慢，60~70 次 /min，产后 1 周恢复正常。血压平稳在正常范围内。

（三）血液循环系统

产后最初 3d，由于子宫缩复、子宫胎盘血液循环的终止，大量血液从子宫进入体循环，加之妊娠期潴留在组织中的液体回吸收，使循环血量再次增加 15%~25%，心脏负担加重。产妇循环血量于产后 2~3 周恢复至未孕状态。

产褥期早期血液仍处于高凝状态，有利于减少产后出血。凝血物质于产后 2~4 周恢复正常，白细胞于产后 1~2 周恢复正常，红细胞沉降率于产后 3~4 周恢复正常。

（四）消化系统

产后 1~2d 产妇常感口渴，食欲不佳，喜进流食或半流食，以后逐渐好转。产褥期因卧床时间长，胃肠蠕动减弱，加之腹肌及盆底肌肉松弛，易发生便秘和肠胀气。

（五）泌尿系统

妊娠期组织中潴留的大量水分在产后经肾脏排出，故产后最初 1 周尿量增多。扩张的肾盂和输尿管，需 2~8 周恢复。因分娩过程中膀胱受压致使黏膜水肿、肌张力下降，以及会阴伤口疼痛等原因，易发生尿潴留。

（六）内分泌系统

产后 1 周，雌、孕激素水平降至未孕状态。产后 6h 血中测不到人胎盘催乳素。不哺乳妇女一般于产后 6~10 周月经复潮，产后 10 周左右恢复排卵。哺乳妇女月经复潮延迟，一般在产后 4~6 个月恢复排卵。月经复潮前一般已有排卵，故哺乳期妇女应注意避孕。

（七）腹壁

分娩后产妇腹壁明显松弛，产后 6~8 周恢复紧张度。初产妇腹壁妊娠纹为紫红色，逐渐变成永久性银白色。

（八）其他

部分产妇在产褥期早期因宫缩引起下腹部阵发性疼痛，称产后宫缩痛。于产后 1~2d 出现，持续 2~3d 自然消失，哺乳时可加剧，多见于经产妇。产后 1 周内褥汗较多，多为产后皮肤汗腺排泄功能旺盛所致。

二、产褥期妇女的心理及社会特点

（一）心理特点

产褥期妇女心理变化一般经历 3 个时期：依赖期（产后 1~3d）、依赖 - 独立期（产后 3~14d）和独立期（产后 2 周至 1 个月）。其心理特点如下：

1. 依赖与羞怯　产后 1~3d，产妇会更多关注自己的饮食与休息，较少关注新生儿，孩子的日常护理多依赖别人完成。在面对自己的孩子以及回忆分娩过程时，易产生羞怯心理。从产后第 4 天以后，产妇进入依赖 - 独立期，随着身体恢复变得较为独立，能进行自我护理，并将注意力从自己身上向新生儿转移，开始接纳新生儿，并喜欢给新生儿哺乳、换尿布、洗澡等。产后 14d 以后，产妇完全进入新的角色，与新生儿形成相互的认同和默契，能独立完成新生儿的哺育和护理。

2. 情绪反应　孩子顺利出生，新生儿健康，使产妇感到满足、兴奋和喜悦，以至话语增多，虽疲劳而不能入眠。由于产后体内雌激素和孕激素水平下降，与情绪活动有关的儿茶酚胺分泌减少，体内的内分泌调节处在不平衡状态，可使产妇情绪不稳定。

3. 焦虑和抑郁　一方面是由激素不平衡引起，另一方面是由妊娠、分娩后的额外痛苦事件引起，如新生儿窒息、产伤或畸形等。产后焦虑和抑郁也可因现实中母亲被赋予太多责任，产妇理想中的母亲角色与现实中母亲角色发生冲突而引起，加上丈夫及家人态度未达到产妇的预期，或有时也可以没有任何诱发因素使产妇焦虑，表现为在产后 3~5d 出现一过性的委屈、哭泣或忧郁状态，一般 24h 内即可恢复正常。但也有少数产妇可能会发展为产后抑郁症。

（二）社会特点

随着社会的进步，产妇的社会保障功能得到进一步强化，产假的设置及对产妇的关怀，也更人性化。计划生育政策发生变化，2014 年实行单独二孩政策，2016 年，国家实施全面二孩政策，2021 年全面实施三孩政策，目前我国的产妇分初产妇和经产妇两种，但多数缺乏育儿经验，又面临着许多社会压力，但大多数产妇能得到社会的支持、单位的照顾以及家庭成员的理解、关爱和帮助。

第二节　产褥期保健措施

一、生殖保健

（一）子宫复旧

产后 2h 极易发生产后出血，嘱产妇排尿，按摩子宫使其收缩，每天在同一时间测量子宫底高度以了解子宫下降情况。观察恶露的量、颜色及气味，及时发现晚期产后出血、产褥感染、子宫复旧不良等异常情况。若子宫复旧不全，恶露增多伴有臭味，恶露持续时间延长以及子宫有压痛等，应遵医嘱给予缩宫素或抗生素。

（二）会阴护理

1. 会阴及会阴伤口冲洗　用 0.05% 聚维酮碘擦洗外阴，每天 2~3 次。擦洗的原则为由上到下、从内向外，会阴切口单独擦洗，最后清洗肛门。大便后用水清洗会阴，保持会阴部清洁。

2. 会阴伤口观察　会阴部有缝线者，应每日观察伤口周围有无渗血、血肿、红肿、硬结及分泌物，并嘱咐孕妇健侧卧位。

3. 会阴伤口异常护理　①会阴或会阴伤口水肿者，用 50% 硫酸镁湿热敷，产后 24h 红外线照射外阴；②小血肿，24h 后可湿热敷或远红外线灯照射，大的血肿应配合医师切开处理；③会阴伤口有硬结者，可用大黄、芒硝外敷或用 95% 乙醇湿热敷；④会阴切口疼痛剧烈或产妇有肛门坠胀感者,应及时报告医生,以排除阴道壁或会阴部血肿;⑤会阴部伤口非可吸收缝线于产后3~5d拆线,伤口感染者,应提前拆线引流,并定时换药。

(三)计划生育指导

产褥期内禁止性生活。产后42d检查,如生殖器官已恢复正常,可恢复性生活。指导产妇选择适当的避孕措施,原则是哺乳者以工具避孕为宜,不哺乳者可选用药物避孕等。

二、乳房保健与常见乳房疾病护理

(一)乳房保健

第一次哺乳应用温水清洁乳头和乳晕,忌用肥皂或乙醇擦洗。乳头处如有痂垢,先用油脂浸软后再用温水洗净,忌强行擦洗,以免损伤乳头。保持乳房清洁、干燥,每次哺乳前后用水清洁乳头和乳晕,并指导母亲佩戴合适的乳罩以支托乳房。

(二)常见乳房疾病护理

1.平坦及凹陷乳头的护理 指导母亲在婴儿饥饿时先吸吮平坦一侧,此时婴儿吸吮力强,容易吸住乳头和大部分乳晕。吸吮无效时亦可指导母亲将乳汁挤出再喂给新生儿。此外,还可指导产妇进行以下练习:①乳头伸展练习:将两拇指平行放在乳头两侧,向外侧方向拉开,通过牵拉乳晕皮肤及皮下组织,促使乳头向外突出。每天2次,每次10~15min。②乳头牵拉练习:用一手托住乳房,另一手的拇指和中、食指捏住乳头向外牵拉,每天2次,每次重复10~20次。③佩戴乳头罩:指导产妇从妊娠7个月开始佩戴,对乳头周围组织起到稳定作用。乳头罩柔和的压力可促进内陷的乳头外翻,乳头经中央小孔保持持续凸起,以起到纠正凹陷乳头的作用。

2.乳房胀痛护理 乳房胀痛与不恰当的哺乳方法、延迟哺乳、限制哺乳次数、过早添加其他食物及乳汁淤积有关。因此,应指导产妇正确的哺乳姿势、尽早吸吮、按需哺乳及哺乳后将剩余乳汁挤出,以预防乳房胀痛的发生。如出现乳房胀痛,可指导产妇:①外敷乳房:哺乳前热敷乳房3~5min,两次哺乳间冷敷减轻胀痛;②按摩乳房:哺乳前按摩乳房,从乳房边缘向乳头中心按摩,促进乳腺管畅通;③佩戴乳罩:指导产妇佩戴合适的乳罩以扶托乳房,减少沉重感;④增加哺乳次数,哺乳时先吸吮胀痛严重的一侧,哺乳完毕后将多余乳汁挤出。必要时可用吸奶器将乳汁一次全部吸出,以减轻胀痛症状。

3.乳头皲裂护理 乳头皲裂与不正确的哺乳姿势有关,多见于初产妇。应指导产妇采取正确、舒适的哺乳姿势,掌握让新生儿正确含接乳头的技能,让婴儿含住乳头和大部分乳晕,减少对乳头的吸吮压力。若出现乳头皲裂,可指导产妇增加哺乳次数,减少每次哺乳时间。哺乳前挤出少量乳汁使乳晕软化,有利于新生儿含接。哺乳时先吸吮损伤程度轻的一侧乳房,哺乳后挤出少量乳汁涂在乳头和乳晕上,乳汁既能杀菌,又能促进表皮修复。疼痛严重时,可用乳头罩间接哺乳,或用吸奶器将乳汁吸出再喂给新生儿。亦可在皲裂处涂抗生素软膏或10%复方苯甲酸酊,促进伤口愈合,在下次哺乳前清洗干净。

4.乳腺炎护理 急性乳腺炎是指乳腺组织的急性化脓性感染,多发于初产妇,由于乳腺皲裂,乳腺导管开口阻塞,引起乳汁壅积而致。本病起病急,初起乳房肿胀、疼痛,皮肤不红或微红,继之局部硬结渐渐增大,疼痛加剧,伴发热。

(1)预防:①避免乳汁淤积。②防止乳头损伤,有损伤时要及时治疗。③不要给孩子养成含乳头睡觉的习惯。④自我按摩。推抚法:患者取坐位或侧卧位,充分暴露胸部。先在患侧乳房上撒些滑石粉或涂上少许石蜡油,然后双手全掌由乳房四周沿乳腺管轻轻向乳头方向推抚50~100次。揉压法:以手掌上的小鱼际或大鱼际着力于患部,在红肿胀痛处施以轻揉手法,有硬块的地方反复揉压数次,直至肿块柔软为止。揉、捏、拿法:以右手五指着力,抓起患侧乳房部,施以揉捏手法,一抓一松,反复施术10~15次。左手轻轻将乳头揪动数次,以扩张乳头部的输乳管。振荡法:以右手小鱼际部着力，从乳房肿结处，沿乳根向乳头方向做高速振荡推赶，反复 3~5 遍。局部出现有微热感时，效果更佳。

（2）治疗

1）尚未形成脓肿时：①促进乳汁排空：当感到乳房疼痛、肿胀甚至局部皮肤发红时，要勤给孩子喂奶，让孩子尽量把乳房里的乳汁吃干净，必要时可用抽吸的方法排空乳房。当炎症加重，皮肤水肿，硬而发烫，呈紫蓝色，乳头水肿。腋窝处有肿痛的硬结，以致手臂不能靠到躯干，这是副乳腺泌乳过度所致。应用手法挤奶，每天 7~8 次，每次尽量将乳汁排空，可用油木梳背部向乳头方向轻轻按摩以疏通乳腺，必要时可请外科医生帮助推拿，这是治疗早期乳腺炎，防止炎症进一步发展的最有效的措施。②局部理疗和热敷：可用频谱仪理疗或用热毛巾热敷，每次 20~30min，每天 3~4 次，对早期炎症有效。③应用抗生素：在上述方法无效时，应及时加用青霉素或其他抗生素，肌内注射或静脉滴注均可。④中药治疗：中医民间有许多外用药方，治疗乳腺炎有显效。也可将仙人掌捣碎后，敷在乳腺炎肿块处，外面敷上干净的纱布，每天换 1~2 次，2~3d 可见效。

2）已形成脓肿时：①让孩子只吃健康一侧乳房的母乳。②必须到外科治疗，将局部的脓肿切开引流，坚持换药，促进尽快愈合。③配合理疗，促进局部血液循环，促进伤口愈合。④结合中医药治疗。

三、营养与膳食指导

为了促进产妇身体快速康复，乳汁分泌充足，有充沛精力与体力照顾宝宝，就需要有合理的、高质量的营养来支持，针对哺乳期女性膳食，给予充分的营养补充。产后 1~2d，产妇的消化能力较弱，所以应摄入容易被消化的食物，而且不能吃油腻的食物。产后 3~4d，不要急于喝过多的汤，避免乳汁过度淤胀。产后 1 周，此时产妇胃口正常，可进食鱼、蛋、禽等，做成汤类食用为宜。

1. 高蛋白、低脂肪、保证热量　6 个月内的婴儿对 8 种必需氨基酸的消耗量是极大的，是成人的 8~12 倍。因此，乳母的膳食蛋白质的质量是很重要的。产后身体虚弱，活动减少，食欲不佳并有组织受损，此时的饮食应以高蛋白，低脂肪为主，避免因摄入脂肪过多而引起产后生育性肥胖。

2. 补充充足营养　荤素搭配、进食的种类要丰富，做到既能满足机体的需要又对身体的康复有益，尤其是产后最初几天，活动较少，肠蠕动较弱，多吃含纤维素多的蔬菜和水果对改善便秘有好处；动物内脏含有丰富的铁，可预防贫血等。特别需要注意的是，要避免韭菜、麦芽水等食物有退乳的作用，最好不要吃。使宝宝过敏的食物，如橙子、洋葱等易引起宝宝拉肚子、胀气；另外，妈妈还要多观察宝宝皮肤上是否出现红疹，避免吃后会造成宝宝过敏的食物。

3. 多食各种汤类　多喝汤、水和乳汁分泌量有关。一些流质食物，如小米粥、排骨汤、猪蹄汤、骨头汤要多食用。补充机体营养需要，从乳汁分泌到排出，中间有一个重要的环节就是乳腺管要畅通，进食汤类时应将浮油撇出，高脂肪浓汤影响食欲，进食后容易引起肥胖，使奶水中脂肪含量增高，婴儿如吸收好可引起肥胖，消化能力较差还会引起腹泻造成营养不良。

4. 产后补充钙等无机盐营养　泌乳使乳母每天消耗约 300mg 钙，为减少动用母体的储备钙，必须选择含钙多的食物，如牛奶、虾皮、水产等；也可以适当补充钙剂。

四、产后形体恢复

产后 24h 内产妇应保证充足的睡眠和休息。产妇的休息室应安静清洁，定期通风，温度、湿度适宜。自然分娩的产妇，产后 6~12h 即可起床做轻微活动，产后第 2 天可在室内随意走动。行会阴侧切或剖宫产的产妇，可适当推迟活动时间。产后腹肌、盆底肌、子宫韧带松弛，不宜进行体力劳动，应避免长时间站立或蹲位，以防腹压增加，影响盆底组织的恢复。

产后早期活动和适当的运动锻炼可促进恶露排出，有利于子宫复旧，促进腹壁、盆底肌肉张力的恢复,促进血液循环,预防血栓性静脉炎,促进肠蠕动预防便秘。一般产后第 2 天开始做产后恢复操(图 9-1),产后恢复操共 8 节,每节 4 个 8 拍,每天 1~2 次,根据产妇具体情况由弱到强,循序渐进地进行产后锻炼。

第 1 节:抬头运动。平卧,双足并拢,足尖勾起,抬头看足尖,稍作停留,头放下,足放松,如此反复。

第 2 节:扩胸运动。平卧,双臂打开伸直,掌心向上,双臂向前伸直,掌心相对,双臂向上伸直,掌心向上,双手距离与肩同宽,还原,反复。

第 3 节:腹肌运动。平卧,鼻吸气同时腹部鼓起,口吐气,腹部放松。反复,动作要慢,不要太快。

第 4 节:抬臀运动。平卧,屈双膝,向上抬起臀部、腰部,大腿与小腿尽量呈直角,同时收缩臀部肌肉,尽量让腹部突起,坚持 1~2s 后放松,还原,反复。

第 5 节:屈膝运动。平卧,双手抱单膝,还原平卧,双下肢交替进行。

第 6 节:盆底肌运动(提肛运动)。平卧,口闭紧,缓缓吸气,同时收缩会阴部和肛门,保持此姿势数秒后还原,反复。

第 7 节:胸膝卧位。跪坐,背部挺直,双手交叉于前,双手掌心贴床向前滑行,慢慢拉开背部,前胸尽可能向床上贴,上肢不可弯曲。腿部与床面保持垂直,肩部靠在床面支撑身体,头偏向一侧,连续做 4 个 8 拍。

第 8 节:仰卧起坐。建议分娩 4 周以后再做,根据产妇身体状况,循序渐进。平卧去枕,双下肢蜷缩,双手抱颈,然后腰部发力,让上半身离开床面,向膝盖处靠拢,恢复平卧状态,反复多次进行这个动作。

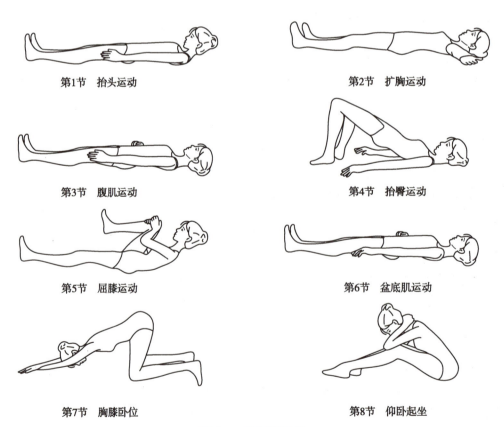

第1节　抬头运动

第2节　扩胸运动

第3节　腹肌运动

第4节　抬臀运动

第5节　屈膝运动

第6节　盆底肌运动

第7节　胸膝卧位

第8节　仰卧起坐

图 9-1　产后恢复操

五、盆底肌保健

(一)分娩损伤

分娩过程中,由于胎儿先露部长时间压迫,使盆底肌肉及筋膜过度伸展、弹性减弱,并常伴有盆底肌纤维部分断裂。产褥期适宜的锻炼可促进盆底肌恢复。若分娩时盆底肌及其筋膜发生严重断裂造成骨盆底松弛,则产后不宜过早参加重体力劳动,否则易导致阴道壁膨出,甚至子宫脱垂。

(二)产后修复

1. 产后盆底肌修复 可以通过自身锻炼、物理治疗、专科治疗等方法进行修复。

(1)**自身锻炼**:产妇在产后可以进行凯格尔运动等,收缩盆底肌肉,来促进盆底肌修复。盆底肌锻炼方法有跳绳,压腿,蛙跳,仰卧起坐,还有缩肛运动。缩肛运动,在产后24h后就可以做。也可以使用束缚带以及骨盆带,防止内脏下垂,还能够塑身。

(2)**物理治疗**:产妇在出现盆底肌功能障碍时,可以进行理疗、按摩、微波等物理治疗方法,可以促进盆底肌进行尽快修复。

(3)**专科治疗**:常用的治疗方法主要包括生物反馈疗法、电刺激疗法等。在产妇进行专科治疗前,需要进行盆底肌的评估,根据评估结果,选择合适的治疗方案进行治疗,可以使病情得到尽快恢复。在产后患者进行修复的时间越早,修复的效果越好。

由于盆底肌功能障碍的女性体内胶原蛋白含量下降,产妇可适当增加蛋白摄入。不可过度劳累,避免提重物、拖地。需要保持大便通畅,长期便秘易增加腹压,引起盆底功能障碍。

2. 腹直肌分离保健 在怀孕过程中,随着胎儿的变大,使腹部白线变得更薄。到妊娠后期,胎儿就会顶着腹直肌往两边撑开,使腹直肌离开了原来的位置,而产生了空隙或分离。虽然是叫作腹直肌分离,但腹直肌分离问题出现时,最深层的腹横肌与最外层的腹外斜肌也是分离的,甚至严重的可能会将体内的脏器挤到四周。

(1)**腹式呼吸**:腹式呼吸可以激活腹横肌,因为当出现腹直肌分离时不单单是腹直肌的分离,深层以及浅层的肌肉都会有分离的情况,采用腹式呼吸可以将肌肉激活。

动作:仰卧,双脚踩地。用鼻子吸气,用嘴呼气,在呼气时,将嘴巴收缩成鱼嘴状,在吸气时最大限度地将肚子鼓起,然后呼气时肚子慢慢地收回。整个练习过程中保持胸部不动,坚持每天做10~15min。

(2)**收紧状态下的腹式呼吸**:不同于第一步的腹式呼吸,这一步需要始终保持收紧状态。

动作:仰卧,双脚踩地。吸气时,仍然保持腹部收紧,轻轻扩张腹部,让肚子表面不要有太大起伏;呼气时,腹部收紧,最大力度将小腹、肚脐和肋骨收紧、感觉肚脐朝向地面的方向。

(3)**臀桥**:和普通的臀桥练习区别在于,需要收紧盆底肌,在这里的呼吸练习用第二种收紧状态下的腹式呼吸。

动作:仰卧,双脚踩地,两脚并拢,让膝盖内侧贴合在一起。吸气,让脊柱和臀部抬起向上,直到身体成为一条直线,呼气,收紧腹部,卷动脊柱向下,让背部和臀部一点一点贴地,同时收紧盆底肌。

(4)**手法辅助**:将双手掌根放在腰部两侧,呼气时腹部收紧,同时掌根用力把腹部向肚脐的方向推动,吸气时,肚子保持收紧,手掌回到腰部两侧。每天做50~100次。

六、心理疏导与调适

1. 倾听 认真倾听产妇诉说分娩经历或妊娠、分娩过程中的感受,对产妇在妊娠过程中的努力、分娩过程中的配合要加以肯定和赞赏,强化产妇的愉悦心情,宣泄不良情绪,减轻焦虑心理,防止抑郁。

2. 转移注意力　让产妇认识到分娩已结束,新生儿与母体是独立的个体。提倡母婴同室。产妇哺乳和对新生儿的护理可促进母婴情感联结,使产妇的注意力由自身转向新生儿。让产妇从对妊娠、分娩过程的回顾中走出来,淡化分娩和初为人母带来的羞怯、紧张心理,学习进入新的角色。产妇家属特别是丈夫,应经常与产妇进行思想交流,帮助产妇料理家务或照顾婴儿。

3. 鼓励产妇独立　帮助产妇学习产褥期护理和新生儿护理的知识与技能,制订合理的护理计划。鼓励产妇按自己的计划,将情感性护理与动作性护理有机结合,独立完成对自身和新生儿的照顾,承担起母亲的责任,从而实现从依赖到独立的过渡。

七、产褥期常见疾病护理

(一)尿潴留

1. 原因　在分娩过程中膀胱受压致黏膜充血水肿、肌张力下降,产程延长致体力消耗太大,会阴伤口疼痛和不习惯床上排尿等。

2. 预防原则　尽早下床活动,鼓励产妇尽早自行排尿。若出现排尿困难者,首先要解决产妇担心排尿引起疼痛的顾虑,鼓励产妇坐起排尿,必要时可协助排尿:①用温开水冲洗外阴或热水熏外阴部诱导排尿;热水袋热敷下腹部(剖宫产者避开腹部伤口),按摩膀胱刺激膀胱肌收缩。②针刺关元、三阴交、气海、阴陵泉等穴位。③肌内注射新斯的明1mg兴奋膀胱逼尿肌促进排尿。④若上述方法均无效时可留置导尿,每隔4h开放一次,1~2d拔除导尿管,可恢复自行排尿功能。

(二)产褥感染

1. 原因　产褥感染常因分娩时及产后机体抵抗力减弱、生殖道防御功能下降、助产及产后感染机会增多引起。

2. 预防原则　①加强孕期卫生宣教,妊娠晚期禁止性生活及盆浴;加强营养;积极治疗阴道炎、宫颈慢性疾病。②临产前注意避免胎膜早破,接产时要严格无菌操作,正确掌握手术指征。产程异常者要及早处理。③产后加强营养,尽早离床活动,保持外阴清洁卫生,产褥期禁止性生活及盆浴。对可能发生产褥感染者应预防性使用抗生素。

(三)产后便秘

1. 原因　常因产后活动较少,肠蠕动减慢,腹肌及盆腔肌肉松弛引起。

2. 预防原则　①尽早离床活动和做产后恢复操促进肠蠕动。②调整饮食,多食蔬菜和水果等富含纤维素的食物;适当增加植物油的摄入。③便秘症状较重者,可使用开塞露。

(四)产褥中暑

1. 原因　常因夏季产妇休息室通风不良,高温潮湿,体内余热不能及时散发引起体温调节中枢功能障碍所致。

2. 预防原则　①居室要定时通风透气。②夏季产妇衣服要宽大、凉爽、舒适、透气,有利于散热。③产妇和家属要及早识别中暑的先兆症状,并及时处理。

第三节　产后家庭访视

一、产妇身心健康指导

(一)产褥期心理调适分期及表现

产褥期妇女的心理调适分为3期:

1. 依赖期　约为产后第1~3天。在这一时期,产妇的很多需求是通过别人来满足,如对孩子的关心、喂奶、沐浴等。产妇多表现为对孩子语言的关注,较多的是谈论自己的妊娠及分娩感受。较好的妊娠和分娩经历、舒适的产后休息、丰富的营养和较好地与孩子接触的良性体验，能帮助产妇较快进入到第二期。

2. 依赖－独立期 约为产后第3~14天。在这一时期，产妇表现出较为独立的行为，改变依赖期中被动接受别人照护和关心的态度，开始学习护理自己的孩子，亲自喂奶。但这一时期也较容易产生压抑，可能与分娩后产妇的感情脆弱、太多的母亲责任、新生儿诞生后的爱的被剥夺感、痛苦的妊娠和分娩体验、糖皮质激素和甲状腺激素水平下降等因素有关。基于此压抑的感情和照护新生儿使产妇容易感觉疲惫，这种疲惫又加重了抑郁。因此，部分产妇会表现出哭泣、对周围漠不关心、停止某些亲子行为等。

3. 独立期 约为产后2周~1个月。度过压抑期，母亲会自觉把照护孩子当作生活中的一部分，并开始独立解决孩子的养育问题，产妇也逐渐从疲劳中恢复。在独立期，新的家庭运作模式形成，并逐渐形成一个有机系统，开始新的生活形态。夫妻两人开始享受孩子带来的欢乐并承担相应的责任，逐渐恢复分娩前的家庭日常活动。

（二）身心健康指导

一是要确立家长与孩子的关系：指母亲接纳新生儿，重视并满足其作为家庭一员的特殊需要；同时，新成员的介入也改变了家庭的生活方式和互动模式，需要调节好夫妇两人的生活方式及夫妇与孩子的生活方式。二是要承担母亲角色的责任：指母亲逐渐表现出情感性和动作性地护理孩子的技能；情感性技能包括用积极的态度去认识、考虑孩子的需要和需求；动作性技能包括具体照护孩子的行为。

知识拓展

产褥期抑郁症

产褥期抑郁症是指产妇在产褥期间出现抑郁症状，是产褥期精神障碍最常见的一种类型。主要表现为持续和严重的情绪低落以及一系列症状。产妇多在产后2周内出现症状。其主要表现在：①情绪抑郁。②疲乏、失眠或睡眠过度，反应迟钝，注意力涣散，工作效率和处理事务的能力下降，为抑郁症典型症状之一。③自我评价降低，自暴自弃、自责、自罪。病情严重者甚至绝望，出现自杀或杀婴的倾向，为抑郁症最严重的症状。

防治措施有：①做好婚前检查和健康教育。②指导孕妇调整心态，提供心理支持，使孕妇保持愉悦的心情。③进行"导乐"陪伴分娩。对产妇加强心理护理，由有经验的助产士和家属陪伴待产。与家属共同协作，减轻分娩疼痛对产妇的刺激，消除其焦虑、恐惧的情绪。④帮助产妇照料婴儿，使其有效担当母亲的角色。鼓励产妇参加集体活动，推荐其参加有关妇女身心保健知识的讲座与学习。⑤帮助患者分析病因，使患者及家属了解产褥期抑郁症的相关知识。

二、新生儿喂养指导

（一）母乳喂养的益处

1. 母乳最满足婴儿营养需要，有利于婴儿大脑发育。母乳中蛋白质、脂肪、碳水化合物的比例最适宜，蛋白质总量虽低，但质量优良，含乳清蛋白多，与酪蛋白之比为70:30，且以α-乳白蛋白为主，氨基酸比例适宜，特别是含大量牛黄氨基酸，有利于促进婴儿大脑发育。脂肪多以不饱和脂肪酸为多，富含二十二碳六烯酸（DHA）、胆固醇和脂肪酶，所含磷脂为卵磷脂和鞘磷脂，是婴儿大脑发育极为重要的物质基础。母乳中的糖以乳糖为主，更容易消化且不易导致过敏。此外，母乳中含更多的维生素和矿物质，其中钙、铁、磷虽然含量较奶粉低，但比例适宜，且吸收率较高，50%~75%

的铁可被吸收。

2. 母乳可增强婴儿抵抗力。7d 内分泌的乳汁为初乳，母乳中含大量免疫物质，如 SIgA、免疫活性物质、溶菌酶、乳铁蛋白、乙型乳糖、低聚糖等，能增强婴儿抵抗力，减少呼吸道、消化道感染及耳膜炎的机会。

3. 母乳喂养有利于促进婴儿体格健康。母乳喂养的婴儿吃得较慢，并根据自己的需要决定吃的时间和量，这样的饮食方式能够减少日后过度饮食的倾向，有利于促进体格健康。此外，乳汁随婴儿发育适应性调整，不会导致过度喂养，母乳中含有丰富的免疫物质，有益于预防胃肠道疾病，经济又方便，干净又卫生。

4. 母乳喂养可增进母子感情。母乳喂养时母亲与婴儿身体频繁接触，通过逗引、拥抱、照顾、对视等使婴儿获得感情上的满足及安全、舒适、愉快等良好体验，有利于婴儿情绪培养，促进婴儿心理发展，亦可促进母婴情感联结。

5. 母乳喂养有利于子宫复旧。母乳时通过婴儿吸吮乳头反射性引起缩宫素分泌增加，促进子宫收缩，可防止产后出血，以利于子宫复旧。

此外，母乳喂养可减少某些癌症发生的风险，如乳腺癌、卵巢癌、子宫癌及输卵管癌等。

（二）母乳喂养方法指导

1. 早开奶　新生儿出生后提倡"三早"：早接触、早吸吮、早开奶。正常分娩的健康产妇于产后半小时内开始哺乳，此时乳汁量虽少，但新生儿已有很好的吸吮力，新生儿吸吮是促进乳汁分泌的最好方法。因此，应实施母婴同室，鼓励早吸吮，按需哺乳，不给新生儿添加牛乳或其他代乳品。

2. 选择舒适的哺乳姿势　哺乳前指导产妇选择一个母亲和婴儿都舒适的姿势，可借助小靠垫的物品来缓解伤口疼痛，哺乳过程确保婴儿头和身体成一条直线。

3. 正确含接乳头　指导产妇通过以下方法判断婴儿是否正确含接乳头：婴儿紧贴母亲胸部、张大嘴巴、含住乳头及大部分乳晕，婴儿下唇比上唇可见更少乳晕、婴儿鼻子自由呼吸、母亲不感觉乳头疼痛、哺乳完毕后乳头没有被挤压。

4. 婴儿有效吸吮及吞咽乳汁　婴儿有节律性地吸吮、吞咽，听见婴儿吞咽声或看见婴儿吞咽动作，嘴角可看到少量乳汁，哺乳后婴儿有满足感可帮助母亲判断婴儿有效吸吮及吞咽。

5. 判断婴儿是否获得足够乳汁　以下方法可以帮助母亲判断婴儿是否吃饱：哺乳时，婴儿吸吮的节奏变慢、嘴巴放松、吐出乳头、身体放松、肢体伸展、饥饿的征兆消失、状态满足，睡眠安稳、体重增长理想。

6. 哺乳时间和次数　产后一周内是母体泌乳的过程，应指导产妇 24h 内至少有 8~12 次哺乳，随着婴儿长大，哺乳次数可略减少，一般 3~4h 哺乳 1 次。产后哺乳时间从 5~10min 开始，以后逐渐延长，但一般不超过 30min，忌让婴儿养成含着乳头睡觉的习惯。

7. 注意事项　每次哺乳时应先吸空一侧乳房，再更换另一侧乳房；哺乳完毕，将婴儿抱起轻拍背部 1~2min，排出胃内空气，以防溢奶。母亲的健康状况直接影响乳汁的质量。因此，母亲应保持膳食平衡、睡眠充足、心情愉快、生活规律、身体健康、慎重用药。

（三）退乳指导

由于各种原因不宜哺乳者，可指导退乳。指导产妇少摄入汤类食物，停止吸吮和挤奶。指导产妇佩戴合适的胸罩以缓解乳房胀痛，或遵医嘱口服镇痛药物，2~3d 后疼痛减轻。目前不推荐服用雌激素或溴隐亭退乳。但可采用：①生麦芽 60~90g，水煎当茶饮，连用 3~5d；②芒硝 250g 分装两个纱布袋内外敷于乳房，湿硬时更换。

三、生育指导

产后 42d 回医院做产后健康检查，并做妇科检查，观察盆腔内生殖器官是否已恢复至未孕状态。根据产妇是否哺乳,恢复排卵的时间有所不同,但恢复排卵即有受孕的可能,因此,建议哺乳期做好计划生育,选择合适的避孕措施,包括避孕套、宫内放置节育器等,如正常分娩后 42d,生殖系统恢复正常者或剖宫产者则需要 6 个月后可放置宫内节育器,剖宫产者需术后 2 年后再生育。

练习题

思考题

1. 李某,经产妇,昨天经阴道顺产一正常男婴,目前诉说乳房胀痛,下腹阵发性轻微疼痛,查乳房肿胀,无红肿,子宫硬,宫底在腹部正中,脐部下方 2 指,阴道出血同月经量。

请思考:

(1) 对于该产妇出现的下腹疼痛,你认为是什么原因呢?

(2) 目前该产妇应如何进行护理?

(3) 针对产妇情况,请予以产妇产后运动指导?

2. 患者,32 岁,足月妊娠顺产分娩后 2d,自述下腹部阵发性剧烈疼痛,哺乳时加剧。体格检查:连续体温 37.7~37.9℃,脉搏 62 次 /min,血压 100/60mmHg,乳房不胀,恶露无臭味、色鲜红,子宫无压痛,会阴侧切口无红肿。血常规:白细胞 $11×10^9$/L。

请思考:

(1) 该产妇最可能的诊断是什么?

(2) 此时应对该产妇采取哪些护理措施?

(杨春红)

第十章 │ 新生儿期保健和优育

教学课件

思维导图

学习目标

1. 掌握新生儿科学喂养、生活照护、体格检查、预防接种的保健措施。
2. 熟悉新生儿早期教育方法和新生儿疾病筛查的种类。
3. 了解新生儿的生理、心理及行为特点。
4. 学会对新生儿进行正确的保健指导。
5. 具有关爱新生儿、耐心细致护理的意识和基本能力。

第一节　新生儿的生理、心理与行为特点

案例导入

张女士宝宝出生第14天了,所在社区保健工作人员上门访视,张女士表现得很焦虑,她告诉工作人员,宝宝的呼吸特别快,次数几乎是她自己的两倍;感觉宝宝心跳次数也比自己多。

工作任务:

1. 请问工作人员该如何回答张女士的问题?
2. 后期应该加强哪方面的宣教?

新生儿是指从脐带结扎至出生后28d内的婴儿。新生儿期虽然短暂,却是生理上发生重大转折的时期,新生儿要经由宫内到宫外、由依赖母体到独立生活的转变,是人生经历变化最大的时期,出生后若能顺利适应生活环境和生活方式的变化,则可安全度过这一特殊阶段,反之,则易受内外环境因素的影响而发病。因此,新生儿期的保健主要是帮助其适应新的生活环境。

一、新生儿生理特点

1. **呼吸系统**　新生儿呼吸中枢发育不成熟,肋间肌较弱,呼吸表浅、节律不规则,以腹式呼吸为主,频率较快,安静时约为40次/min,早产儿更快。

2. **循环系统**　新生儿心率快且波动范围较大,通常为90~160次/min。血压较低,平均为70/50mmHg(9.3/6.7kPa)。血流多集中于躯干和内脏,四肢易于发凉或青紫。

3. **消化系统**　新生儿胃呈水平位,贲门松弛,幽门紧张,且胃容量小,易发生溢乳。肠道相对较长(约为身长的8倍),因此消化面积较大,有利于流质食物消化吸收;但肠壁薄,通透性高,屏障功能差,易致肠内毒素、消化不全产物如蛋白质等通过肠黏膜吸收入体内而发生感染和食物过敏。肝脏内葡萄糖醛酸转移酶活力较低,易出现生理性黄疸,同时对多种药物解毒能力较差,易出现药物中毒。生后10~12h开始排墨绿色胎便,2~3d排完。

4. **泌尿系统**　新生儿一般生后24h内排尿。其肾结构发育已完成,但功能仍不成熟。肾稀释

功能虽与成人相近，但肾小球滤过率低，浓缩功能差，不能迅速有效地处理过多的水和溶质，易出现水肿症状。

5. 血液系统 新生儿出生时血液中红细胞、血红蛋白和白细胞总数均较高，以后逐渐下降；血红蛋白中胎儿血红蛋白（HbF）约占 70%，后逐渐被成人血红蛋白替代；由于胎儿肝脏维生素 K 储存量少、凝血因子活性低，易发生新生儿维生素 K 缺乏导致的出血症。

6. 神经系统 新生儿脑相对较大，占体重的 10%~20%；脊髓相对较长，大脑皮质兴奋性低，睡眠时间长；足月儿出生时已具有觅食反射、吸吮反射、拥抱反射、握持反射等原始神经反射，在生后 3~4 个月自然消失；巴宾斯基征、凯尔尼格征阳性及腹壁反射、提睾反射不稳定属正常现象。

7. 免疫系统 新生儿可通过胎盘从母体获得免疫球蛋白 IgG，因此，对一些传染病如麻疹有免疫力而不易感染。免疫球蛋白 IgA 和 IgM 则不能通过胎盘，再加上皮肤黏膜薄、屏障作用差，血清补体含量低，白细胞吞噬功能差，因此，新生儿易患感染性疾病。

8. 体温调节 新生儿体温调节功能差，皮下脂肪薄，体表面积相对较大，容易散热；寒冷时无寒战反应而依靠棕色脂肪氧化产热；室温过高时足月儿能通过皮肤蒸发和出汗散热，但如体内水分不足可使体温增高而发生脱水热；室温过低、保暖不当时可发生低体温和寒冷损伤综合征。

9. 能量和体液代谢 新生儿每天基础热量消耗为 209kJ/kg，每天总能量需 418~502kJ/kg，出生后第 1 天需水量为 60~100ml/kg，以后每天增加 30ml/kg，直至每天 150~180ml/kg。

10. 特殊生理状态 ①生理性黄疸：50%~60% 足月新生儿于出生后 2~3d 可出现黄疸，第 4~5 天达高峰，最迟 2 周内消退，早产儿黄疸多于出生后 3~5d 出现，7~9d 消退，最长可延迟到 3~4 周，一般情况良好。②生理性体重下降：新生儿出生数天内因体内水分丢失较多以及胎粪排出，出现体重下降，但一般不超过出生体重的 9%，出生后 7~10d 左右恢复到出生时体重。③上皮珠：为新生儿上腭中线和齿龈部位常有黄白色小颗粒（俗称"马牙"），数周内自然消退。新生儿两侧颊部有隆起的脂肪垫（俗称"螳螂嘴"），有利于乳汁吸吮，属新生儿正常生理表现。④乳腺肿大和假月经：由于来自母体的雌激素中断，女婴于出生后 4~7d 可出现乳腺增大，2~3 周消退；部分女婴出生后 5~7d 可出现少量阴道流血（俗称"假月经"），可持续 1 周左右。

二、新生儿的心理及行为特点

（一）新生儿的心理特点

新生儿在觉醒时对周围环境中的巨响及强光刺激产生无条件定向反射，是一种原始的无意注意，出生后第 9~14 天出现第一个条件反射，即被母亲抱起时出现吸吮动作，标志记忆的开始，但也有研究表明在宫内时胎儿期即开始有记忆。新生儿有愉快、不愉快两种情绪反应，都与生理需要是否得到满足相关，其中新生儿消极情绪较多，对寒冷、饥饿、不适等表现出不安、啼哭，而哺乳、抱可使其安静，对成人的声音、触摸做出看、听、安静、愉快等反应。新生儿出生后很快就表现出明显的个性差异，有的爱哭，有的比较安静，有的很容易抚慰，有的则很难抚慰，有的吃奶时不受外界干扰，有的注意力容易被分散等。新生儿无想象、无意志、无思维活动。

（二）新生儿的行为特点

1. 新生儿的笑 新生儿已具备愉快的情绪，最早在睡眠时或是接受面颊、腹部的抚摸，听到父母的低声哼唱时，新生儿会出现自发性的微笑，表现为用嘴做怪相，此时，眼睛周围的肌肉并未收缩，脸的其余部分仍保持松弛状态，有人称之为"嘴的微笑"，这是"生理性的微笑"，是生来就有的。

2. 新生儿的视觉、听觉、味觉和触觉

（1）新生儿的视觉：新生儿对光的刺激十分敏感，对光线的明暗变化会做出反应，如闭眼时开了灯，他就会有所反应；新生儿看见亮光就会把头转向亮光之处。出生 3 周左右，他就学会注视视野中出现的物体，并追随物体转移视线。新生儿眼睛追随移动东西，是大脑功能正常的表现。喜欢看图案，不喜欢看单色的屏幕，对类似人脸的图形感兴趣，喜欢看自己父母的脸。

（2）**新生儿的听觉**：新生儿对强大的声音有瞬目、震颤反应，甚至出现惊吓反应，新生儿听到巨响会有哭叫反应。新生儿能辨别简单的音乐旋律，吵闹时放胎教时使用过的音乐，就会很快安静下来；4 周后就具有对不同发音的辨别力；应给新生儿听声音的机会，可以时而听音乐，时而讲话逗笑，时而安静休息，时而唱歌游戏。让新生儿有机会倾听各种声音的变化，感觉到声音时有时无，从而加速其学听的能力。

（3）**新生儿的味觉和触觉**：新生儿出生后第 1 天，就表现出对浓度高的糖水有兴趣，吸吮强、吃得多；出生 5d 后，能区别乳母和其他母亲乳汁的气味。足月新生儿对不同味道食物反应不同，对苦、酸及咸味显出拒绝的表情；反之，如给以甜食，则表现出乐于接受。

3. 和成人互动　新生儿已具有和成人互动的能力。新生儿哭是引起成人注意的一种方式，使其需求得到满足。此外，新生儿的表情如注视、微笑和皱眉也可引起母亲的反应。

4. 其他能力　新生儿有模仿成人脸部表情的能力，如能模仿成人张口、噘嘴、吐舌等各种表情动作；新生儿具有形成条件反射的能力。

第二节　新生儿的保健和优育措施

一、新生儿科学喂养

1. 纯母乳喂养　提倡纯母乳喂养，并尽早开奶。母乳喂养时应采取"竖抱位"即头部略抬起，这是最理想、最符合自然规律的喂奶方式。一般出生后 30min 内即把新生儿抱送至母亲怀中，使母婴进行肌肤接触和吸吮两侧乳头，促进乳汁分泌和母婴相依情感的建立。此后以新生儿饥饿、啼哭为准，实行按需哺乳，两次喂乳之间不喂糖水及调乳制品，待婴儿与母亲协调后逐渐固定喂哺模式，并于出生后 2 周起逐渐补充浓缩鱼肝油。

2. 其他方式喂养　对母乳不足或其他原因不能采取纯母乳喂养者，根据具体情况选用部分母乳喂养或人工喂养。人工喂养者应定时喂养，两次喂乳之间加水或果汁，以补充水分、维生素；一日喂乳量应根据新生儿能量和水分的需要量计算，分次调配，注意乳液和乳具的消毒与清洁卫生；奶嘴喂养时应避免新生儿吸进空气，喂养完毕应竖抱片刻、轻拍背部，以排出咽下的空气，并给予右侧卧位，以防溢乳。

3. 早产儿喂养　早产儿吸吮能力差，吞咽反射弱，喂乳时易呛咳、误吸，引起吸入性肺炎，甚至窒息、死亡；胃容量更小，贲门括约肌松弛，极易发生溢乳；各种消化酶活力不足，易出现消化功能紊乱；肝糖原储备少，喂养不当时易发生低血糖。因此，早产儿喂养较困难。早产儿喂养以母乳作为首选，无母乳者选用早产儿配方乳，应尽早喂乳，以防发生低血糖。每次喂乳量因体重不同而异，出生体重 <1 000g 者，开始喂乳量为每次 0.5~1ml，间隔 6h 喂哺，1 000~1 500g 者为 1~2ml 间隔 4h 喂哺，如果喂养能耐受，可逐渐缩小间隔时间直至每间隔 2h 喂养一次。1 500~2 000g 者为 3~5ml 间隔 2h 喂哺，>2 000g 者为 5ml 间隔 2h 喂哺；以后根据食欲及消化能力逐渐增加，每次增加 1~2ml。随着喂乳量的增加，间隔时间可适当延长至每 3h 喂哺一次。

根据早产儿的吸吮、吞咽能力确定喂养方式，能吸吮者直接喂哺母乳，吸吮能力差者采用滴管喂养，吸吮、吞咽能力均差者应用胃管喂养。喂乳时速度要慢并观察有无呛咳、发绀，防止误吸。喂乳后置右侧卧位，观察有无溢乳、呕吐、发绀等现象，防止窒息。注意观察食欲、大便情况，了解有无腹胀、腹泻等，判断消化功能。应每天测量体重，了解营养供给是否充足，早产儿理想的体重增长为 10~15g/（kg·d）。出生后 10d 后补充维生素 A、维生素 D，第 4 周添加铁剂，并加用维生素 E、钙等。

二、新生儿生活照护

1. 适当保暖 新生儿体温调节功能差,为防止体温随环境温度而波动,应保持新生儿在中性温度(指使机体耗氧量最少、代谢率最低、蒸发散热量最少,并能维持正常体温的最佳环境温度)内,室内备有空调设备,维持室温在 22~24℃、相对湿度在 55%~65%,要避免穿堂风。冬季保暖措施因地制宜,可选用空调、戴帽、母体胸前环抱、母亲袋鼠式环抱等方法,尽量不使用热水袋保暖,防止烫伤,但实在没有条件时可在热水袋外面包裹一层毛巾后放在新生儿棉被外进行保暖。夏季应避免室温过高,新生儿衣服、包被不宜过多、过厚,室内空气应新鲜、流通,保持新生儿体温稳定。遇不明原因哭闹、烦躁,应排除因环境温度不当造成的新生儿不适。

> **知识拓展**
>
> ### 如何给新生儿剪指甲
>
> 新生儿的指甲生长速度很快,大约每周生长 0.7cm,应及时修剪。一般手指甲每周修剪 2~3 次,脚指甲的生长速度比手指甲慢,一般每个月修剪 1~2 次。具体操作时依据每个新生儿个体情况。修剪时选用新生儿专用的指甲剪,新生儿姿势可卧位或是母亲怀抱,原则是要求同方向、同角度,这样可以避免修剪得过深。修剪时将小儿的手指分开,逐个修剪,可先剪中间,再修两头,修剪后的指甲一定要打磨圆滑。如出现肉刺,不能强行拽拉,应用剪刀剪除。要注意指甲两侧的角不要修剪得过深,防止长出的指甲嵌入周围软组织内,形成"嵌甲",后期容易导致甲沟炎。

2. 衣服和尿布的选择 新生儿应选择白色或浅色的棉质衣服,要宽松柔软系带样式,不选择带纽扣的衣服。这样不仅有利于新生儿活动,还可及时发现皮肤黏膜的异常情况和防止纽扣的误吸。样式要简单,易于穿脱。尿布可选择纯棉尿布或一次性尿布。使用纯棉尿布若要重复使用,需及时更换和清洗,开水煮烫、阳光暴晒,保持清洁。若使用一次性尿布,要选择质量好、棉质尿布,同样需要及时更换尿布,减少排泄物对皮肤刺激;也可以选用尿不湿,要注意及时更换。

3. 皮肤和脐部护理

(1)皮肤护理:新生儿皮肤薄嫩,易被损伤而感染,每天应检查新生儿皮肤的情况。脐带脱落前将身体的上半部与下半部分别清洗,脐带脱落后可用盆浴,每天 1 次,以保持皮肤清洁干燥。头颈、腋窝、外阴、腹股沟等皮肤皱褶处应勤洗,每次大便后用温开水冲洗臀部,并用清洁软布轻轻拭干,以减少分泌物、排泄物的刺激。新生儿衣服、尿布应清洁、柔软、透气、吸水性强、不褪色,并及时更换,防止皮肤损伤。新生儿包裹不宜过紧,更不宜用带子捆绑,应保持下肢的屈曲以利髋关节的发育。新生儿皮肤红斑、胎记、粟粒疹不需特殊处理。

(2)脐部护理:脐部是天然创口,极易发生感染,在新生儿脐带脱落前应注意脐部有无渗血、渗液,保持脐部清洁干燥。一旦脐部敷料被洗澡水、尿液等浸湿,应及时更换。脐部有渗液者涂 75% 乙醇;有脓性分泌物者涂 3% 过氧化氢和 75% 乙醇,每天 3 次。

4. 啼哭观察 要学会分辨新生儿的啼哭。小儿啼哭是一种生理现象,是一种本能,但也是小儿某种需求或不适的表现。当正常啼哭时,新生儿肺活量加大,血液循环加快,促进机体新陈代谢,对新生儿各系统发育有一定的促进作用。新生儿啼哭根据产生的原因可分为生理性、病理性和心理性三大类。当新生儿发生啼哭时,照顾人员需仔细观察,认真聆听哭声的音质、音调,结合日常照料情况,辨明啼哭的原因。生理性啼哭哭声一般响亮有力,节奏明显。类型如大声不间断啼哭(饥饿时)、困倦式啼哭(瞌睡时),导致的原因一般有饥饿、尿布浸湿、环境过热或过冷。病理性啼哭时小儿吵闹异常、哭声凄厉、难以安抚，同时伴有其他肢体动作。类型如尖锐性啼哭（疼痛时），导致的原因有发热、疼痛、腹胀等病理性原因。心理性啼哭一般发生在婴儿有特别需求时，期待引起大人注意等。类型如断断续续啼哭（委屈时）、爆发性啼哭（惊吓时）。

5. 预防感染　新生儿居室应清洁卫生、空气新鲜、阳光充足，避免呼吸道、皮肤感染以及传染病的患者进入新生儿室内，要做好保护性隔离。护理新生儿前要洗手，护理操作要轻柔。保持脐部清洁干燥，注意哺乳卫生，乳具要每天消毒。禁止挑割上皮珠，禁止挤压乳腺。

6. 谨慎用药　新生儿肝肾功能不成熟，对药物的代谢及排泄能力差，药物易在体内蓄积而中毒，因此，新生儿期应谨慎用药，尤其是氯霉素、红霉素、新生霉素、苯巴比妥、阿司匹林等对新生儿有害的药物应禁用或慎用。

三、新生儿体格检查

新生儿期主要是通过家庭访视对其进行成长监测。一般开展家庭访视 3 次，分别为出生后 5~7d 的周访、出生后 10~14d 半月访和出生后 27~28d 的月访，高危儿或检查发现有异常者应增加访视次数。访视内容主要包括新生儿出生情况、出生后的生活状况、新生儿的各种反射活动、体重与身长测量、体格检查以及视、听觉检查等，从而系统观察新生儿的生长发育和营养状况，并指导新生儿喂养、日常护理、预防接种等。每次访视后，填写访视卡，待小儿满月后转至婴幼儿保健管理系统。

新生儿体格检查时要注意保暖，在光线充足的情况下进行，首先通过询问照料者了解小儿的一般情况，包括睡眠、有无呕吐、惊厥，大小便次数、性状及预防接种等情况。其次要了解喂养情况，包括喂养方式、吃奶次数、奶量及其他存在问题。对小儿的体重和体温进行测量，可通过体重的增长情况判断喂养是否正常。通过观察精神状态、面色、吸吮、哭声了解是否正常。体格检查顺序按照正常顺序进行即可，如果遇到小儿哭闹可适当调整，如将呼吸系统检查放在最后。检查皮肤黏膜时需注意有无黄染、发绀或苍白（口唇、指/趾甲床）、皮疹、出血点、糜烂、脓疱、硬肿、水肿等。头颈部检查前囟大小及张力，颅缝，有无血肿，头颈部有无包块。眼部检查外观有无异常，结膜有无充血和分泌物，巩膜有无黄染，检查光刺激反应。耳部检查外观有无畸形，外耳道是否有异常分泌物，外耳郭是否有湿疹。鼻部检查外观有无畸形，呼吸是否通畅，有无鼻翼扇动。口腔检查有无唇腭裂，口腔黏膜有无异常。胸部检查外观有无畸形，有无呼吸困难和胸凹陷，计数 1min 呼吸次数和心率，心脏听诊有无杂音，肺部呼吸音是否对称、有无异常。腹部检查腹部有无膨隆、包块，有无肝脾大。重点观察脐带是否脱落、脐部有无红肿、渗出。外生殖器及肛门检查有无畸形，男孩检查睾丸位置、大小，有无阴囊水肿、包块。女婴检查外阴，大阴唇能否遮盖住小阴唇。脊柱四肢注意有无畸形，臀部、腹股沟和双下肢皮纹是否对称，双下肢是否等长等粗。神经系统检查四肢活动度、对称性、肌张力和原始反射。

四、新生儿早期教育

新生儿的视、听、触觉已初步发育，可通过反复的视觉、听觉训练，建立各种反射。利用良好的外界环境和某些训练可促进新生儿大脑及其感觉、运动、语言的发育，促使其心理、行为和智力的发展。新生儿出生后即应母婴同室，便于哺乳、母婴接触与情感交流，发展婴儿自主性和安全感。父母要经常爱抚新生儿，轻轻抚摸其头面部，并用和蔼的态度、亲切的语言与其说话、对视，为其唱歌，对其啼哭要及时给予注意和回应，发现并满足其需要，发展新生儿的安全感和信任感。此外，新生儿期可通过优美的音乐、色彩鲜艳的玩具等刺激新生儿视、听觉发育。出生 1 周后，可通过皮肤按摩，给予新生儿愉快刺激，2~3 周后每天俯卧 1~2 次，训练抬头动作的发育。

ER 10-3

新生儿抚触

五、预防接种

依据新生儿免疫特点及现行儿童计划免疫程序，新生儿期应接种乙肝疫苗和卡介苗。乙型肝炎疫苗免疫计划实行"0、1、6"方案，即于新生儿出生后24h内、1个月时和6个月时分别接种3次。接种卡介苗8周后进行结核菌素试验，试验阳性标志接种成功。

六、预防新生儿疾病和意外伤害

1. 新生儿缺氧缺血性脑病　是因围生期窒息导致的脑缺氧缺血性损害，是新生儿死亡和引起脑性瘫痪、癫痫、智力低下等后遗症的重要原因。

预防原则：①做好孕期保健，预防及早期发现胎儿宫内窘迫；②提高助产技术，产程中避免滥用吗啡等中枢抑制药，防止新生儿窒息；③新生儿出生后迅速清理口、鼻腔分泌物，保证呼吸道通畅；④推广复苏技术，及时、正确地处理新生儿窒息，做好复苏后的观察监护；⑤加强新生儿护理，预防因误吸、感染、饥饿、寒冷等引起的缺氧。

2. 新生儿感染性疾病　新生儿期常见的感染性疾病有肺炎、脐炎、败血症、破伤风以及TORCH（弓形虫、风疹病毒、巨细胞病毒、单纯疱疹病毒等）宫内感染等。

预防原则：①无菌接生，加强新生儿皮肤、脐部清洁护理，及时观察脐带颜色变化，检查脐带断端是否正常，有无感染或红肿。②保持新生儿居室、衣服、用具清洁卫生，做好新生儿保护性隔离，适当保暖、防止受凉等。③对急产等没有严格消毒接生的新生儿应在24h内将其残留脐带剪去一段，重新结扎、消毒并肌内注射破伤风抗毒素（TAT）。

3. 新生儿吸入性肺炎　是新生儿期的常见疾病，包括羊水吸入性肺炎、胎粪吸入性肺炎和乳汁吸入性肺炎。

预防原则：防止胎儿宫内缺氧和分娩时缺氧，是预防羊水或胎粪吸入性肺炎的关键。喂奶时要注意采取正确的姿势，母亲可用拇指和示指轻轻夹着乳晕下方喂哺，以防因奶汁太急引起呛咳。人工喂养时，不要采用奶孔过大的奶嘴。新生儿喂奶后，应将其竖起趴在母亲肩头，轻拍其背，便于以打嗝方式排出胃内空气。

4. 新生儿肺透明膜病　是因早产、围生期缺氧、严重感染、低体温等导致肺泡表面活性物质缺乏，引起出生后不久即出现进行性加重的呼吸窘迫和呼吸衰竭的临床综合征。

预防原则：①预防早产：加强对高危妊娠的监护及治疗；对欲行剖宫产或提前分娩者，应测量胎儿双顶径和羊水中卵磷脂和鞘磷脂的比值（L/S值），判定胎儿大小和胎肺成熟度。②促进胎肺成熟：对孕24~34周有早产迹象的孕妇，胎儿出生前48h给孕妇肌内注射糖皮质激素，可明显降低新生儿呼吸窘迫综合征的发病率。③替代治疗：对胎龄24~34周出生的早产儿，力争在出生后30min内（最迟不超过24h）应用肺泡表面活性物质。此外，预防围生期感染、窒息、缺氧、低体温等，可降低呼吸窘迫综合征的发生率。

5. 新生儿颅内出血　主要是由围生期缺氧、产伤所致的脑内血管通透性增加或破裂出血，也可由维生素K缺乏、大量快速输液等引起，是新生儿常见的脑损伤，病死率较高，存活者部分可留有永久性神经系统后遗症。

预防原则：①做好孕期保健，预防早产、难产、急产；②提高助产技术，避免滥用缩宫素、中枢抑制药，预防产伤及窒息缺氧；③对早产、难产、手术产、出生时窒息者以及母亲孕期应用苯巴比妥、苯妥英钠等药物的新生儿，肌内注射维生素 K_1；④避免对新生儿大量快速输液，慎用高渗液体，防止损伤脑血流自主调节功能。

6. 新生儿黄疸　又称新生儿高胆红素血症，是由于胆红素在体内积聚而引起的皮肤、巩膜等黄染的现象，分为生理性和病理性两种。病理性黄疸常于出生后24h内出现，持续时间：足月儿＞2

周、早产儿>4周，一般情况差，伴有原发疾病的症状。

预防原则：做好产前咨询和孕期保健，指导孕妇预防和治疗感染性疾病，防止溶血病和败血症发生；新生儿出生时接种乙肝疫苗；帮助促进胎便的排出；若为葡萄糖-6-磷酸脱氢酶（G6PD）缺陷者，忌食蚕豆及其制品，不穿有樟脑丸气味的衣服，避免使用磺胺等诱发溶血的药物。

7. 新生儿意外窒息 为新生儿常见意外事故，多因衣被、呛奶或家长身体等堵塞婴儿口鼻所导致。

预防原则：①母亲尽量不要躺着给新生儿喂奶，一旦母亲疲劳、瞌睡，乳房会压住新生儿口鼻，导致窒息；②照料者不要与婴儿共睡一个被窝，避免熟睡后身体阻塞婴儿呼吸；③外出或睡觉时不要覆盖新生儿头面部，枕头边也不要放置任何物品；④每次哺喂后，要将婴儿胃内空气排空后再平卧，易吐奶新生儿可将头稍偏向一侧。任何时候不能将新生儿独自留在房间内，万一出现吐奶需及时处理，防止窒息。

8. 新生儿捂热综合征 寒冷的季节多见，也可发生在夏季。其主要是家长担心新生儿受凉，家长给新生儿盖的被子过厚、过多、过严，当居室温度过高时，新生儿出现高热、缺氧、大汗淋漓和脱水等症状，严重时可导致脑部永久性损伤。

预防原则：①新生儿居室内温度一般保持在 22~24℃ 即可。②小儿衣物根据季节变化适当调整件数，一般只需比成人多半件。③当小儿出现大汗淋漓、哭闹、高热等情况要及时松开衣被，必要时及时就医。

第三节　新生儿疾病筛查

新生儿疾病筛查，是指在新生儿群体中，用快速、简便、敏感的检测方法，对一些危及儿童生命，导致儿童生长发育异常、智力障碍或残疾的先天性、遗传性疾病进行筛查，争取早期诊断，及时发现、及时治疗，使患儿在出现身体各器官不可逆损伤之前得到有效治疗，防止或减缓临床症状的出现。中国新生儿疾病筛查开始于 20 世纪 80 年代，2000 年开始开展听力筛查。新生儿疾病筛查是预防出生缺陷的重要手段之一，是防治儿童智力低下，提高出生人口素质的有效手段。所有出生活产新生儿均应进行筛查。

一、新生儿代谢性疾病筛查

目前我国要求必须包括的筛查疾病有先天性甲状腺功能减退症、苯丙酮尿症。在有些地区还对葡萄糖-6-磷酸脱氢酶（G6PD）缺乏症进行筛查。

目前主要是采取足跟血进行筛查，血标本的采集采用干纸血片法。正常采血时间为出生 48h 后至 7d，应在充分哺乳（吃足 6 次奶）之后进行采血，因各种原因（早产、低出生体重、正在接受治疗、提前出院等）没有及时采血的情况下，采血时间一般不能超过出生后 20d。采血部位为婴儿足跟内侧或外侧的 1/3 处，穿刺出血后，用干棉球擦去第一滴血后，将滤纸片接触血滴，让血液自然渗透至滤纸背面，根据筛查病种，至少需采集 4 个血斑，滤纸片自然晾干后，用密封袋封存，放置于 2~8℃ 冰箱，有条件的可放置在 0℃ 以下保存，3d 内（最迟不能超过 5 个工作日）递送至新生儿筛查中心检测。

目前新生儿足跟血各地大部分采用高通量液相串联质谱技术进行分析，可同时检测出包括有机酸代谢病、氨基酸代谢病等在内的 40 余种遗传代谢性疾病。对于筛查出的阳性病例，还需进一步进行实验室检查确诊。例如，先天性甲状腺功能减退症，若筛查时 TSH 浓度大于切割值，再进行血清 T_4、TSH 检测以确诊。苯丙酮尿症是一种常染色体隐性遗传病，表现为苯丙氨酸代谢异常，在筛查时如发现苯丙氨酸浓度大于切割值，则进一步确诊。

二、新生儿听力障碍筛查

正常听力是小儿学习语言的前提，听力障碍儿童最终语言发育的水平取决于被发现及干预的早晚，不论听力损坏程度如何，若能在半岁前及时发现并得到干预，语言发育可基本不受到影响。新生儿听力筛查时间为出生后48h至出院前。各级妇幼保健机构应在儿童首次进行健康体检建卡时核查，没有筛查者需补做。目前主要是采用耳声发射和/或自动听性脑干诱发电位进行测试。筛查实行初筛和复筛两阶段筛查法，即出生后48h到出院前完成初筛，初筛未通过者在出院时再次进行筛查。如果出院时还未通过筛查或新生儿期漏筛者在42d内再进行双耳复筛。复筛仍未通过者都应在3月龄接受听力学和医学评估，确保在6月龄内确定是否存在先天性或永久性听力损失，以便实施干预。新生儿重症监护病房（NICU）婴儿出院前进行自动听（性）脑干反应（ABR）筛查，未通过者直接转诊至听力障碍诊治机构。对确诊为永久性听力障碍的患儿应当在出生后6个月内进行相应的临床医学和听力学干预。对使用人工听觉装置的儿童，应当进行专业的听觉及语言康复训练。

三、先天性心脏病筛查

先天性心脏病是胚胎期心脏和大血管发育异常所导致的先天性畸形，是儿童最常见的心脏病，具有发病率高、危害大等特点。因此对先天性心脏病进行产前筛查具有重要意义，能提高出生人口质量，做到优生优育。如今，随着医学影像技术的提高及分子生物遗传学的飞速发展，产前诊断能力提升明显。通过多学科、多技术联合，可提高先天性心脏病的诊断准确率，为临床医生和患者提供更多、更确切信息，对遗传咨询和优生学具有重要意义。超声是目前最有效和最直观的非侵入性诊断技术。目前临床可在孕早期进行超声初步筛查，提供早期诊断；孕中期20~24周进行超声筛查，容易得到优质切面图像，诊断准确度高；孕晚期再次检查可减少漏诊。除超声、CT技术外，胎儿磁共振成像技术临床应用效果也非常不错。除影像学检测外，遗传学筛查和诊断也是目前常使用的确诊手段。如通过一些侵入性穿刺抽取高危儿的羊水、绒毛或者脐带血进行染色体核型分析，从而发现异常情况。

ER 10-4

练习题

思考题

1. 某剖宫产出生6d的女婴，家长在进行更换尿布时发现尿布上有粉红色痕迹，家长非常着急，急忙喊来医生进行检查，如果你正是这名被喊医生，请问您将如何进行诊治？

2. 某家长带着出生14d的新生儿前来某市妇幼保健院儿童保健就诊，家长表述该新生儿每天下午5点开始啼哭，大约半小时后缓解，假如您是接诊的医生，请问该如何处理及指导？

3. 新生儿疾病筛查的种类和意义是什么？

（程 进）

第十一章 | 婴儿期保健和优育

ER 11-1
教学课件

ER 11-2
思维导图

学习目标

1. 掌握婴儿科学喂养、生活照护、预防接种、意外伤害的预防措施。
2. 熟悉婴儿早期发展、统合训练的方法。
3. 了解婴儿的生理、心理与行为特点。
4. 学会进行婴儿期保健指导。
5. 具有关爱婴儿,耐心细致护理的意识和基本能力。

婴儿期是指从出生到满 1 周岁。此期是儿童生长发育最快的时期,营养需求量相对较大,消化吸收功能、免疫功能尚不成熟,容易发生消化功能紊乱和营养失调,感染性及传染性疾病患病率高。此期保健重点是合理喂养,促进婴儿身心健康发展,预防婴儿常见病、传染性疾病的发生,预防意外伤害,有计划地进行预防接种,并注重卫生习惯的培养和注意消毒隔离。

第一节 婴儿的生理、心理与行为特点

案例导入

小美,女,12 个月。出生时体重为 3kg,到儿童保健门诊检查生长发育状况,测量体重为 9.2kg,身高 75cm。

工作任务:
1. 小美的体重、身高在正常范围吗?
2. 若小美发育正常,她的头围、胸围大概为多少?

一、婴儿的生理特点

婴儿期各系统功能逐渐成熟,身心获得进一步发展,但与年长儿和成人相比,生理状态还存在较大差异。

1. 生长发育快,营养需求量大 婴儿期是生长发育最迅速的时期。1 岁时体重相当于出生时体重的 3 倍;身长 75cm,相当于出生时的 1.5 倍;头围与胸围相等,约为 46cm,头围比出生时增加了 12cm。乳牙逐渐萌出,感知觉、运动功能和语言迅速发育,部分婴儿 1 岁时可独立行走,能叫出物品的名字。由于生长发育快,营养需要量大,如总能量的需要量平均为 460kJ/(kg·d),水的需要量为 150ml/(kg·d)。

2. 消化功能不完善 婴儿 3 个月以下唾液腺发育较差,唾液分泌量少,口腔黏膜干燥易受损伤。由于牙齿还未萌出,缺乏咀嚼功能。婴儿口底浅,不会及时吞咽唾液,常发生生理性流涎。胃肠动

力弱,各种消化酶的分泌均较年长儿量少、活力低,并易受天气炎热和各种疾病的影响而被抑制。婴儿肝血管丰富,肝细胞再生能力强,不易发生肝硬化,但肝功能不成熟,解毒能力差,故在缺氧、感染、中毒等情况下易发生肝大和变性。由于婴儿消化功能较差,而营养需求量相对较大,若喂养不当则易发生消化不良或营养不良。

3. 免疫功能差 婴儿的免疫功能发育不成熟,防御能力差。婴儿从母体获得的 IgG 在出生后 3~5 个月逐渐消失,而自行合成 IgG 的能力要到 3~5 岁才达成人水平。IgM 不能通过胎盘,故婴儿体内 IgM 含量低,易发生革兰氏阴性细菌感染。婴儿期 SIgA 也缺乏,易患呼吸道及消化道感染。

4. 睡眠时间长,周期短 婴儿由于大脑皮质兴奋性较低,睡眠时间长,每天长达 14~18h,但睡眠周期短,每周期约 60min。3 个月以内婴儿大多要夜醒数次。3~6 个月开始建立睡眠规律,夜醒 1~2 次。婴儿睡眠时间过少,可影响身体发育;睡眠时间过长,影响婴儿活动的时间。过度兴奋与疲劳可影响婴儿睡眠,成人的拍、抱、摇以及哺乳和音乐可帮助婴儿建立睡眠规律,但应防止婴儿对此形成依赖。

5. 其他生理特点 婴儿期呼吸、心率较快,呼吸 30~40 次/min,心率 110~130 次/min,一般体温每升高 1℃,心率增快 10~15 次/min。由于婴儿呼吸道黏膜柔嫩,血管丰富,管腔相对狭窄,易发生感染。感染后因局部充血水肿,易导致呼吸道阻塞,引起呼吸功能不全。婴儿四肢肌张力较高,兴奋和抑制易扩散并形成泛化反应,遇到较强刺激易发生昏睡或惊厥等。觅食、拥抱、握持、吸吮等原始反射于出生后 3~4 个月逐渐消失。婴儿在出生后 2~3 个月出现"生理性贫血",血中红细胞数降至 $3.0×10^{12}$/L,血红蛋白降至 100g/L 左右,3 个月后缓慢增加。婴儿期淋巴细胞比例高于中性粒细胞。婴儿肾小球的滤过率低,肾小管的浓缩、重吸收和排泄功能均较差,对水及电解质的平衡调节差,故易发生水电解质紊乱及代谢性酸中毒。6 个月后肾功能逐渐加强,1~1.5 岁达成人水平。

二、婴儿的心理与行为特点

1. 注意与记忆 注意是心理活动对一定对象的指向和集中。注意分有意注意和无意注意,婴儿以无意注意为主,凡是鲜艳、新颖、具体形象和变化的事物均能自然而然地引起婴儿注意。2~3 个月的婴儿开始注意新鲜事物,5~6 个月时出现短时集中注意。随着婴儿的注意不断发展,1 岁左右萌发有意注意。记忆是人脑对经历过事物的识记、保持、再现或再认的过程。记忆和注意密切联系,1 岁以内的婴儿只有再认而无再现。2~3 个月婴儿能用眼睛去寻找从视野中消失的玩具,表明已有短时记忆;3~4 个月出现对人的认知;5~6 个月能辨认自己的母亲与陌生人,但其记忆特点是保存时间短,记得快、忘得快。在婴儿情绪良好的前提下,生动的玩具、游戏、儿歌等能提高其随意注意,同时也可增强其记忆。

2. 思维、想象与情绪 思维是运用理解、记忆、综合分析能力来认识事物的本质和掌握其发展规律的一种精神活动。婴儿的思维是直觉行动思维,即思维过程离不开感知和动作,如拿着气球说"气球"。当感知和动作中断,思维就中断。想象是人感知客观事物后在脑中创造出新的思维活动。婴儿无想象,1~2 岁幼儿才有想象的萌芽。情绪是个体生理或心理需要是否得到满足时的心理体验和表现。婴儿的情绪特点是时间短、反应强、变化快、外显而真实。3 个月后的婴儿积极情绪增多,如亲人抱时、吃饱后、温度适宜、轻松悦耳的音乐等均可使婴儿出现愉快的情绪。6 个月婴儿开始怯生,逐渐产生对母亲的依恋及分离性焦虑,安全的依恋会为其个性发展奠定良好的基础。9~12 个月依恋达高峰。以后随着与别人交往的增多,逐渐产生比较复杂的情绪,如喜怒和初步的爱憎等,也会产生一些不良的情绪,如见人怕羞、怕黑、嫉妒、爱发脾气等。

3. 气质、性格与意志 多数婴儿的气质属易抚育型,少数属于难抚育型,还有介于两者之间的缓慢型和兼有以上两种或三种类型特点的混合型。性格是人的个性特征的一个标志。婴儿性格尚未定型,此期主要是发展信任感—不信任感,如能及时满足婴儿的生理需要,则产生信任感;反之,就会产生对人和世界的不信任感和不安全感,并影响以后的性格发展。意志为自觉地、主动地调节自己的行为,克服难以达到预期目标或完成任务的心理过程。婴儿期意志开始萌芽,表现为欲用一些动作达到某种结果。

4. 语言与行为 婴儿期语言与行为发展迅速,婴儿期语言和适应能力的发育过程见表 11-1。

表 11-1　婴儿期语言和适应能力的发育过程

年龄	语言	适应周围人物的能力与行为
新生儿	能哭	铃声使全身活动减少;或哭声渐止,有握持反射
2 个月	发出和谐的喉音	能微笑,有面部表情;眼随物转动
3 个月	咿呀发音	头可随看到的物品或听到的声音转动 180°;注意自己的手
4 个月	笑出声	抓面前物体;自己玩弄手,见食物表示喜悦;比较有意识地哭和笑
5 个月	能喃喃地发出单词音节	伸手取物;能辨别人声;望镜中人笑
6 个月	能听懂自己的名字	能认识熟人和陌生人;自拉衣服;自握足玩
7 个月	能发"爸爸""妈妈"等复音,但无意识	能听懂自己的名字;自握饼干吃
8 个月	重复大人所发简单音节	注意观察大人的行动;开始认识物体;两手会传递玩具
9 个月	能懂几个较复杂的词句,如"再见"等	看见熟人会伸手伸出来要人抱;或与人合作游戏
10~11 个月	开始用单词,一个单词表示很多意义	能模仿成人的动作;招手、再见;抱奶瓶自食
12 个月	能叫出物品的名字,如灯、碗;指出自己的手、眼	对人和事物有喜憎之分;穿衣能合作,用杯喝水

第二节　婴儿保健和优育措施

一、婴儿科学喂养

母乳是最适合婴儿发育的天然食品,世界卫生组织目前推荐纯母乳喂养至 6 个月,母乳喂养可持续至 2 岁或以上。部分母乳喂养或人工喂养儿则首选配方奶粉。6 个月以后及时添加辅食,推荐以富含铁的泥状食物为首次添加食品,辅食的添加遵循由少到多、由薄到厚、由一种到多种循序渐进的原则(表 11-2)。每次只引入一种食物,逐步达到食物多样化。不推荐加糖、盐及各种调味品的添加,油脂适当。在添加食品过程中,家长要注意观察婴儿的粪便,及时判断食品添加是否得当,注意避免或减少食品过敏的发生。

表 11-2　婴儿辅助食物的添加

月龄	食物性状	引入的食物	餐数		进食技能
			主餐	辅餐	
6 个月	泥状食物	含铁配方米粉、肉泥、肝泥、配方奶、菜泥、水果泥、蛋黄等	6 次奶(断夜间奶)	逐渐加至 1 次	用勺喂
7~9 个月	末状食物	粥、烂面、菜末、蛋、鱼泥、豆腐、肉末、肝泥、水果等	4 次奶	1 餐饭 1 次水果	学用杯
10~12 个月	碎食物	软饭、碎肉、碎菜、蛋、鱼肉、豆制品、带馅食等	3 餐饭	2~3 次奶 1 次水果	断奶瓶 手抓食 自用勺

自添加辅食起，应训练小儿用勺进食；7~8 个月后学习用水杯喝奶喝水，以促进咀嚼、吞咽及口腔协调动作的发育；9~10 个月的婴儿开始有自主进食的需求，可先训练其自己抓取食物的能力，尽早让婴儿学习自己用勺进食，促进眼、手协调，有益于婴儿手部肌肉发育，培养均衡膳食习惯及独立进食能力。进食氛围要和谐，婴儿进食时避免对其进行奖惩或强迫进食。

二、婴儿生活照护

1. 清洁卫生 每天早晚应给婴儿洗脸、洗脚，大便后及时清洗臀部，勤换衣裤，保护会阴部皮肤清洁。有条件者每天沐浴，天气炎热，出汗多时，应酌情增加沐浴次数。沐浴不仅可以保持婴儿清洁，还为婴儿提供了嬉戏和运动的机会；同时家长也可利用这一时间观察婴儿的健康状况，更多地抚摸婴儿并与之交流。沐浴后，要特别注意擦干皮肤褶皱处如颈、腋、腹股沟等部位。婴儿头部前囟处易形成鳞状污垢或痂皮，可涂植物油，待痂皮软化后用婴儿专用洗发液和温水洗净，不可强行剥落，以免引起皮肤破损和出血。耳部及外耳道的可见部分每天以细毛巾揩净；鼻孔分泌物用棉签蘸水清洁，切勿将棉签插入鼻腔。在哺乳或进食后可喂少量温开水清洁口腔。

2. 衣着 婴儿衣着应简单，宽松而少接缝，避免摩擦皮肤，便于穿脱及四肢活动。婴儿颈部短，上衣不宜有领；最好穿连衣裤或背带裤，以利于胸廓发育。注意按季节增减衣服和被褥，尤其是冬季不宜穿得过多、过厚，以免影响四肢循环和活动。

3. 睡眠 充足的睡眠是保证婴儿健康的先决条件之一。如睡眠不足，婴儿会烦躁、易怒、食欲减退、体重下降，且不能熟睡，造成恶性循环。婴儿所需的睡眠时间个体差异较大。随年龄增长睡眠时间逐渐减少，且两次睡眠的时间间隔延长。为保证充足的睡眠，必须在出生后即培养良好的睡眠习惯。一般 1~2 个月婴儿尚未建立昼夜生活节律，胃容量小，可夜间哺乳 1~2 次，但不应含奶头入睡；3~4 个月后逐渐停止夜间哺乳，任其熟睡。婴儿的睡眠环境不需要过分安静，白天光线柔和，夜间熄灯睡觉。婴儿睡前避免过度兴奋，保持身体清洁、干爽和舒适。婴儿应有固定的睡眠场所和睡眠时间，独自睡觉，可利用固定的乐曲催眠，不拍、不摇、不抱。习惯养成后不要轻易破坏。卧室室温保持在 22~24℃为宜，床不要靠窗太近，避免对流风，脱穿衣服时要关窗。冬季注意定期开窗通风，并防止受凉。

4. 排便 观察婴儿排便规律，婴儿大便次数逐渐减少至每天 1~2 次时开始训练定时大、小便。婴儿会坐后可以练习大、小便坐盆，每次 3~5min。婴儿坐盆时不要分散其注意力。

5. 牙齿 4~10 个月乳牙开始萌出，婴儿会有一些不舒服的表现，如吸吮手指、咬东西，严重的会表现为烦躁不安、无法入睡和拒食等。可给较大婴儿一些稍硬的饼干、烤面包片或馒头片等食物咀嚼，使其感到舒适。乳牙萌出后，每晚用指套、牙刷或软布清洁乳牙。婴儿不宜含着奶嘴入睡，以免发生"奶瓶龋"。不良吸吮习惯可对口腔产生异常压力，导致反颌、错颌、颜面狭窄等畸形，注意吸吮奶瓶的正确姿势。

6. 户外活动 一年四季均可进行，可增强婴儿的体温调节功能及对外界气温变化的适应能力，同时可预防佝偻病的发生。夏季可从出生后 3~4 周开始在户外阴凉处活动或睡眠片刻，冬天应先在室内开窗呼吸新鲜空气，适应冷空气后再移至室外。开始每天 1~2 次，每次 10~15min，待婴儿适应后逐渐延长到 1~2h。夏季可多暴露皮肤，在屋檐、树荫下进行。冬季仅暴露面部、手部，冬季应注意身体保暖，在阳光下活动。活动形式因月龄及活动能力的不同而异，活动场所应空气新鲜，避免去人群拥挤的地方。

三、婴儿早期发展

（一）感知觉的发育

1. 视感知发育 新生儿期后视感知发育迅速，第 2 个月起可协调地注视物体，开始有头眼协调，视线和头可随物体水平移动90°；3~4个月时头眼协调较好，可追物180°，辨别彩色和非彩色物体；6~7个月时，目光可随上下移动的物体垂直转动，出现眼手协调动作，追随跌落的物体，开始认识母亲和常见物品如奶瓶，喜红色等鲜艳明亮的颜色；8~9个月时开始出现视深度的感觉，能看到小物体。

2. 听感知发育　新生儿出生3~7d后听力已发育良好；3~4个月时头可转向声源（定向反应），听到悦耳声时会微笑；6个月时能区别父母声音，唤其名有应答表示，能对发生的玩具感兴趣；7~9个月时能确定声源，区别语言的意义；10~12个月时能听懂自己名字。听感知发育与语言发育直接相关。听力障碍如不能在语言发育的关键期内（6个月内）得到确诊和干预，则可因聋致哑。

3. 味觉和嗅觉发育　出生时味觉发育已很完善。新生儿对不同味道如甜、酸、苦、咸等可产生不同的面部表情，1~2周的新生儿已可辨别母亲和其他人的气味；3~4个月时能区别愉快和不愉快的气味；5~7个月的婴儿对食物味道的轻微改变也很敏感，喜欢原味食物，是"味觉发育关键期"，应适时添加各类转乳期食物；8个月时开始对芬芳气味有反应。

4. 皮肤感觉发育　皮肤感觉包括触觉、痛觉、温度觉和深感觉。0~4岁是"触觉发展关键期"。新生儿触觉已很灵敏，有痛觉，但较迟钝，疼痛刺激后出现泛化现象，第2个月起才逐渐改善。新生儿温度觉很灵敏，对冷的刺激比热的刺激更能引起明显的反应。深感觉包括位置觉、运动觉和振动觉。婴儿出生1~3个月能感受到自己身体和重力的感觉；6个月大时能同时抬头、挺胸并将手臂和腿抬离地面，依靠肚子平衡全身；7~9个月婴儿能在移动身体过程中学习空间结构和距离的概念。

5. 知觉发育　知觉为人对事物各种属性的综合反应。知觉的发育与听、视、触等感觉的发育密切相关。出生后5~6个月，婴儿已有手眼协调动作，通过看、摸、闻、咬、敲击等逐步了解物体各方面的属性。其后随着语言的发展，知觉开始在语言的调节下进行。一岁末开始有空间和时间知觉的萌芽。

(二) 运动的发育

运动发育可分为大运动（包括平衡）和精细运动发育两大类。

1. 大运动　大运动指身体对大动作的控制，包括颈肌、腰肌平衡能力以及爬、站、走、跑、跳等动作。

(1)**抬头**：新生儿俯卧位时能抬头1~2s；2~3个月时俯卧可抬头45°；5~6个月俯卧抬头90°。3个月直立状态时能竖直头部，4个月时抬头很稳定，并能自由转动。

(2)**翻身**：1~2个月婴儿可伸展脊柱从侧卧位到仰卧位；3~4个月时可较有意识地以身体为一体由侧卧位翻身至仰卧位，但无身体转动；5~6个月可由仰卧位翻身至侧卧位，或从俯卧位至仰卧位；7~8个月可有意从仰卧位翻至俯卧位，再从俯卧位翻至仰卧位。

(3)**坐**：新生儿腰肌无力，至3个月扶坐时腰仍成弧形；6个月时能靠双手向前支撑稳坐片刻；8~9个月时能坐稳定并能左右转身。

(4)**匍匐、爬**：婴儿2个月时俯卧能交替踢腿；3~4个月时可用手掌撑起上身数分钟；7~8个月时已能用手支撑胸腹，可后退或在原地转动身体；9~11个月时可用双上肢向前爬；12个月时能手膝并用爬行。

(5)**站、走**：5~6个月扶立时双下肢可负重并上下跳动；8~9个月时可扶站片刻；10~14个月可独站和扶走。

2. 精细运动　精细运动指手和手指的动作，如抓握物品、涂鸦、叠方木等。婴儿3个月握持反射消失后，试用全手掌抓握物体；5~6个月时主动伸手抓物；6~8个月能独自摇摆或玩弄小物体，出现换手及捏敲等探索性动作；8~10个月可用拇指示指取物，喜撕纸；12~18个月能拿笔乱画，几页几页地翻书。

（三）语言的发育

1. 发音阶段 新生儿在饥饿、疼痛等不同刺激下所反映出来的哭声在音响度、音调上有所区别。婴儿 3~4 个月咿呀发音，7~8 个月能发"爸爸""妈妈"等语音，8~9 个月喜欢模仿成人的口唇动作练习发音。

2. 理解语言阶段 婴儿在发育的过程中逐渐理解语言。婴儿通过视觉、触觉、本体感觉等与听觉的联系，逐步理解一些日常用品，如奶瓶、电灯等名称。6~7 个月时婴儿能听懂自己的名字，9 个月左右已能听懂几个较复杂的词义，如"再见""把手给我"等。亲人对婴儿发音及时恰当的应答，多次的反复，可促进儿童逐渐理解这些语音的特定含义。10 个月左右的婴儿能有意识地叫"爸爸""妈妈"。

3. 表达语言阶段 在理解的基础上，儿童学会表达语言。一般 12 个月龄开始会说单词，如"再见""没了"等。

（四）心理活动的发展

详见本章第一节"婴儿的生理、心理与行为特点"。

（五）社会行为的发展

新生儿觉醒时间短，对周围环境反应少，但不舒服时会哭叫。2~3 个月时能以笑、停止啼哭、发音等行为表示认识父母；3~4 个月时开始出现社会反应性的大笑，对母亲声音表示愉悦；7~8 个月时表现出认生，对发生玩具感兴趣等；9~12 个月是认生的高峰，会模仿别人的动作，呼其全名，会转头；12~13 个月喜欢玩变戏法和躲猫猫游戏。

四、婴儿感觉统合训练

感觉统合训练是以游戏的方式让婴儿在玩乐中体验不同类型、多种层次的感觉刺激，以促进婴儿的前庭觉、本体觉、视觉、触觉、听觉等感觉统合能力的发展，在训练中引导婴儿做出适应性反应，以完善大脑功能，从而预防或矫正感统失调，最终达到提升孩子综合能力的目的。

1. 视听能力训练 对 3 个月内的婴儿，可以在婴儿床上悬吊颜色鲜艳、能发声及转动的玩具，逗引婴儿注意；每天定时放悦耳的音乐；家人经常面对婴儿说话、唱歌。4~6 个月婴儿需进一步训练视听觉，可选择各种颜色、形状的玩具逗引婴儿看、摸和听。注意培养婴儿分辨声调好坏的能力，用温柔的声音表示赞许、鼓励，用严厉的声音表示禁止、批评。对 7~12 个月的婴儿，应培养其稍长时间的注意力，引导其观察周围事物，促使其逐渐认识和熟悉常见物品，以询问方式让其看、指、找，从而使其视觉、听觉与心理活动紧密联系起来。

2. 皮肤感觉训练 ①婴幼儿抚触：按摩与抚触是促进婴儿触觉发育的主要手段。可依次在婴儿面部、胸部、腹部、四肢、背部有规律地轻轻滑动触摸与捏握。每天 2~3 次，每次 15~20min。抚触时应注意保暖，防止皮肤划伤。②沐浴：婴儿可进行温水浴，有条件的可从小训练游泳。利用水的机械作用和水的温度刺激机体，使皮肤血管收缩或舒张，以促进机体的血液循环、新陈代谢及体温调节，增强机体对温度变化的适应能力。新生儿可进行温水沐浴，7~8 个月以上婴儿可进行擦浴，用半干的温湿毛巾从四肢开始，做向心性擦浴，每次 5~6min，每天 1 次。③其他：3~5 个月的婴儿特别爱咬自己的手，拿到东西就往嘴里塞，这是"成长敏感期"正常的现象，不要一味去纠正，否则会影响婴儿成长。可多带婴儿走进大自然，感受大自然。提供不同材质的物品让婴儿抓握、触摸。可在爬行过程中提供不同材质的地板，促进婴儿触觉发育。根据婴儿运动发展规律练习翻身、爬行、翻滚等运动，锻炼婴儿前庭觉、本体觉。

3. 认知能力发展训练 通过游戏帮助他们巩固和提高认知能力。

4. 动作的发展 家长应为婴儿提供运动的空间和机会。当 2~3 周时，婴儿可开始练习空腹俯卧，并逐渐延长俯卧的时间，培养俯卧抬头，扩大婴儿视野。3~6 个月婴儿喜欢注视和玩弄自己的小手,能够抓握细小的玩具,应用玩具练习婴儿的抓握能力;训练翻身、独坐。7~9 个月,用能够滚动的、颜色鲜艳的软球等玩具逗引婴儿爬行,同时练习站立、坐下和迈步,以增强婴儿的活动能力,扩大其活动范围。10~12 个月鼓励婴儿学走路。

婴儿体操可促进肌肉、骨骼的生长,增强呼吸、循环功能,从而达到增强体质、预防疾病的目的。婴儿被动操适合于 2~6 个月婴儿,婴儿完全在成人帮助下进行四肢伸屈运动,每天 1~2 次,被动操可促进婴儿大运动的发育,改善全身血液循环。主动操适合 7~12 个月的婴儿,在成人的适当扶持下,可以进行爬、坐、仰卧起身、扶站、扶走、双手取物等动作。

5. 语言的培养 语言的发展是一个连续有序的过程。最先是练习发音,然后是感受语言或理解语言,最后才是用语言表达。婴儿出生后,家长就要利用一切机会和婴儿说话或逗引婴儿"咿呀"学语。利用日常接触的人和物,引导婴儿把语言同人和物及动作联系起来。5~6 个月婴儿可以培养其对简单语言做出动作反应,如用眼睛寻找询问的物品,用动作回答简单的要求,以发展理解语言的能力。9 个月开始注意培养婴儿有意识地模仿发音,如"爸爸""妈妈"等。

6. 注意训练 为促进婴儿视觉和注意力的发展,可以为婴儿提供黑白图卡和红球等玩具材料。3 个月的婴儿对黑白两种颜色最敏感。黑白图卡对比强烈、轮廓鲜明、图幅够大,能有效地吸引婴儿的注意力。随着婴儿慢慢长大,注视图片的能力逐渐增强,卡片停留时间可以逐渐缩短,每天可以多次与婴儿进行这个小练习。

红色是新生儿首先能够辨认的颜色。可以坐在婴儿面前 30~50cm 处,将红球放在婴儿眼侧前方约 20cm 处,吸引婴儿注意。当婴儿目光注视红球后,慢慢左右平移红球,让婴儿眼随着红球的移动慢慢追视。然后将小球平移至婴儿颈部转动最大角度后,停顿 5s,再慢慢往回移。反复几次,直至婴儿不再追视红球。在这个游戏过程中,6 个月以内的婴儿,只能看清楚近距离的物体,所以要控制好球和婴儿眼的距离;待婴儿逐渐熟悉玩法后,可以尝试将球上移、下移或绕圈,进行多种轨迹的视觉追踪。

五、预防接种

预防接种是把疫苗(用人工培育并经过处理的病菌、病毒等)接种在健康人的身体内,使人在不发病的情况下,产生抗体,获得特异性免疫。

1. 计划免疫程序和种类 计划免疫程序是指接种疫苗的先后顺序及要求,根据 2021 年国家卫生健康委颁布的《国家免疫规划疫苗儿童免疫程序表》的要求,1 岁以内婴儿应接种乙肝疫苗、卡介苗、脊灰疫苗、百白破疫苗(附录四)。

2. 预防接种的注意事项

(1)**严格掌握禁忌证**:患急性传染病(包括疾病恢复期)、慢性消耗性疾病、活动性肺结核、先天性免疫缺陷疾病、过敏性疾病、肝肾疾病以及发热的儿童均不能接种疫苗;正在接受免疫抑制剂治疗的儿童,应尽量推迟常规的预防接种;近 1 个月内注射过免疫球蛋白者,不能接种活疫苗;某些疫苗还有特殊的禁忌证,应严格按照使用说明执行。

(2)**严格执行免疫程序**:掌握接种的剂量、次数、间隔时间和不同疫苗的联合免疫方案(一般接种活疫苗后需隔 4 周、接种灭活疫苗后需隔 2 周,再接种其他疫苗)。及时记录及预约,交代接种后的注意事项及处理措施。

(3)**严格执行查对制度及无菌操作原则**:接种时需仔细核对小儿姓名、年龄、疫苗名称等,如为活疫苗只用 70%~75% 乙醇消毒;抽吸后如有剩余药液放置不能超过 2h;接种后剩余活菌苗应烧毁。

(4)**其他**:2 个月以上婴儿接种卡介苗前应做结核菌素试验,阴性者才能接种;脊髓灰质炎疫苗冷开水送服,且服用后 1h 内禁热饮。接种麻疹疫苗前 1 个月及接种后 2 周避免使用胎盘球蛋白、丙种球蛋白制剂。

3. 预防接种的反应

（1）**一般反应**：是指由疫苗本身所引起的反应。大多为一过性，在 24h 内出现，主要表现为红、肿、热、痛，可伴有食欲减退、全身不适、乏力等。反应程度因个体而有所不同，一般持续 2~3d 不等。反应轻者不必处理，反应较重者可做局部热敷。

（2）**异常反应**：极少数儿童可能出现晕厥、过敏性休克、过敏性皮疹、血管神经性水肿等。一旦发生，应立即抢救或治疗。

（3）**偶合症**：是指受种者正处于某种疾病的潜伏期，或者存在尚未发现的基础疾病，接种后巧合发病，因此，偶合症的发生与疫苗接种无关，仅是时间上的巧合，如冬季偶合流感，夏季偶合腹泻等。

六、预防婴儿疾病和意外伤害

1. 缺铁性贫血　最主要的原因是铁的摄入不足，先天储铁不足、生长发育过快、铁丢失过多或吸收障碍均可引起缺铁。主要表现为皮肤黏膜苍白，以唇、口腔黏膜和甲床最明显；易疲乏，不爱活动；体重不增或增长缓慢；由骨髓外造血引起的肝脾大；食欲减退，烦躁不安等。

预防原则：①妊娠期及哺乳期母亲需要加强营养，适当增加铁的摄入；②提倡母乳喂养，出生后 6 个月开始添加含铁辅食，人工喂养时推广使用铁强化食品，鲜牛乳喂养要加热处理；③合理搭配饮食，维生素 C、果汁等，有利于铁的吸收，培养良好的饮食习惯；④对早产儿、低出生体重儿 2个月左右给予铁制剂预防。积极防治婴儿腹泻、感染、慢性失血等。

2. 维生素 D 缺乏性佝偻病　主要是因日光照射不足、维生素 D 的摄入不足、生长发育的速度快、腹泻、肝胆及肾脏疾病影响维生素 D 的吸收或代谢障碍。主要表现为神经、精神症状（易激惹、夜惊、盗汗等），骨骼改变，运动功能发育迟缓、免疫力低下等。

预防原则：①孕妇和婴儿都要多进行户外活动，多晒太阳，促进内源性维生素 D 的产生；②合理喂养，按时添加辅食，出生后两周开始补充维生素 D 制剂 400IU/d，6 个月开始逐步添加动物的肝、蛋黄等富含维生素 D 的食物；③孕妇和乳母应平衡膳食，进食富含维生素 D 和钙的食物；④积极防治婴儿腹泻、肝胆及肾脏疾病等。

3. 急性呼吸道感染　其发生与婴儿呼吸系统发育不完善、免疫功能差有关。受凉、劳累等为主要诱因，居室空气污浊、通风不良等均促使感染发生。主要表现为发热、咳嗽、气促、呼吸困难和肺部啰音。

预防原则：①合理营养，适当锻炼，增强抗病能力；②加强日常护理，注意保暖，保证睡眠充足，避免与呼吸道感染患者密切接触；③按时预防接种，预防传染病，防治营养性疾病；④居室定时开窗通风，保持空气新鲜、流通，必要时用食醋熏蒸进行空气消毒。

4. 腹泻　常由肠内感染、肠外感染、饮食不当、食物过敏、气候骤变、滥用抗生素等因素所致，也与婴儿的消化系统发育不成熟，免疫力低下有关。主要表现为大便次数增多和大便性状改变。

预防原则：①合理喂养，注意食物要新鲜、清洁；②加强日常护理，气候变化时防止受凉或过热；③避免滥用抗生素，防止肠道菌群失调；④加强体格锻炼，防治营养性疾病。

5. 泌尿系统感染　婴儿机体抵抗力及泌尿道局部防御功能差，加之使用尿布，尿道口常被细菌感染，特别是女婴极易发生逆行性泌尿系感染，泌尿道畸形也增加了感染的危险。

预防原则：①加强婴儿营养与护理，注意尿布、外阴清洁卫生，防止细菌污染尿道口；②及时矫治泌尿道畸形，防止尿路梗阻；③导尿与泌尿系器械检查时严格无菌操作。

6. 婴儿期常见的意外伤害　有窒息、烧伤、跌落伤、切割伤、触电、中毒等，是造成婴儿伤残和死亡的重要原因。

预防原则：①加强安全管理与看护。3 个月以内婴儿要防止因吸入溢乳或被褥掩盖口鼻而窒息。

居室的窗户、阳台、楼梯、婴儿睡床应设栏杆。安全设置电器、电源，妥善存放热水瓶、剪刀、药品、杀虫剂等危险品。玩具不带尖、带刺或过小。禁止婴儿爬高、趴窗、爬楼梯等；防止溺水和交通意外。②加强对家长及保教人员的教育，使其对意外伤害有较强的预见性，能及时发现和排除可能引起意外伤害的危险因素，使婴儿在家庭内外均有一个良好的保护环境。

ER 11-3

练习题

思考题

1. 林林是 4 个月大的女婴，近两天感冒出现发热，并伴有腹泻。今天接到预防保健科的通知，要为林林接种疫苗。按接种程序林林需要接种什么疫苗？林林现在能否接种疫苗？

2. 芳芳是 6 个月大的女婴，纯母乳喂养常发生吐奶，家长带其到医院就诊，未检查出器质性病变，但发现芳芳各项成长指标都落后于同龄儿，同时了解到芳芳一直在用母乳喂养，没有添加任何辅食，由于怕宝宝出门着凉生病，所以妈妈很少带她参加户外活动。芳芳为什么会出现这些情况？应该如何避免这种情况发生？

3. 小明是 4 个月大的男婴，以配方奶为主要食物。近日来，妈妈发现小明睡觉时常常突然惊醒、哭闹不止，难以安抚，而且多汗。小明为什么会出现这些情况？对该病的预防原则有哪些？

（乜红臻）

实践一　单基因遗传病系谱分析

【实践目的】

1. 掌握系谱绘制和系谱分析的方法。
2. 能通过单基因遗传病的系谱分析,熟悉单基因遗传病不同遗传方式的特点。
3. 学会运用系谱分析对常见单基因遗传病患者及家庭进行优生遗传健康指导。

【时间安排】

2学时。

【实践地点】

多媒体教室或理实一体化教室。

【实践准备】

1. 多媒体设备。
2. 单基因遗传病系谱图。
3. 单基因遗传病案例。

【实践内容及步骤】

（一）认识系谱与系谱分析

1. 回顾系谱与系谱分析的概念。
2. 认识常用系谱绘制符号。
3. 学习基本概念和知识后,讨论以下问题:

（1）一个完整的系谱一般需要几代家族成员的相关信息?

（2）为什么要对某一遗传病进行系谱分析?

（二）单基因遗传病系谱分析

1. 判断下列各系谱的遗传方式,说明判断依据并写出先证者及其父母可能出现的基因型(实图 1-1 至实图 1-6),并说出下列系谱各有什么特点? 将分析结果记录在实验报告纸上。

2. **讨论与思考**

（1）某女孩,出生 72h 进行胎儿足跟血筛查后进一步检查,被确诊为苯丙酮尿症(PKU)患儿其父母正常,其姐姐和哥哥均正常,叔叔正常,姑姑为 PKU 患者,一直存在智力障碍,姑姑育有一儿一女均正常。

1）绘制出该患者家系的系谱图。

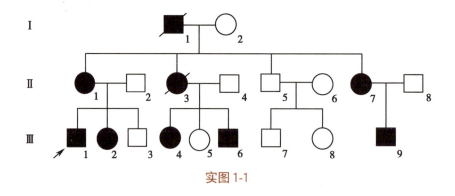

实图 1-1

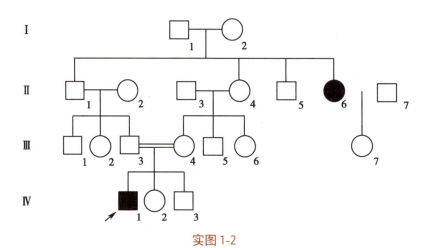

实图 1-2

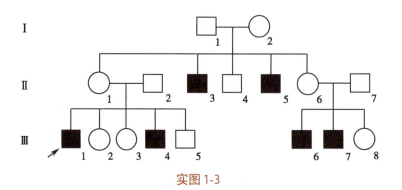

实图 1-3

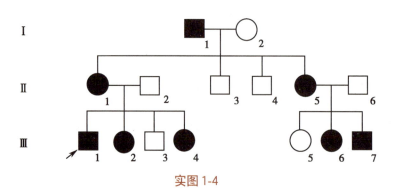

实图 1-4

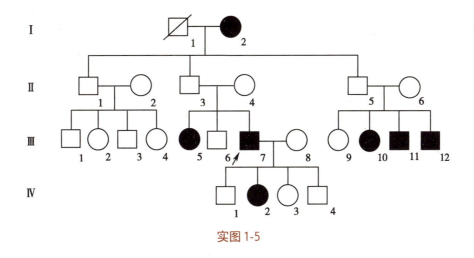

实图 1-5

实图 1-6

2) 指出该病的遗传方式是什么？写出先证者及其父母基因型。

（2）某女孩，1 岁左右发病出现骨骼发育畸形、生长发育迟缓、身材矮小等症状和体征，未出现抽搐、低钙血症和肌病，经检查确诊为抗维生素 D 性佝偻病。其大姐也患有此病，二哥和三哥正常，父母为近亲结婚，父亲患病，母亲正常，女孩叔叔和姑姑均正常，一舅舅和姨妈患病，另一舅舅正常；奶奶为外婆的亲姐姐，奶奶另一妹妹为患者，两弟弟均正常。

1) 绘制出该患者家系的系谱图。

2) 指出该病的遗传方式是什么？写出该女孩及其父母基因型。

（3）在一个妇产医院，有夫妇甲、乙同时分娩，各生出一个男孩。出生后不久发生了一次突然停电事故，以后，夫妇甲认为夫妇乙的男孩更像自己，因而怀疑因停电事故而被医院弄错了，向医院提出交涉，医院否认这种错误。夫妇甲将医院告上法院，经法医鉴定，夫妇甲分别为 AB 型血和 O 型血，孩子为 B 型血；夫妇乙分别为 A 型血和 B 型血，孩子为 O 型血。试问这对夫妇的孩子是否弄错了？请根据血型的遗传规律说明理由。

（4）一位女性的弟弟和舅舅患有进行性假肥大性肌营养不良，其本人和父母表型均正常。

请回答以下问题：

1) 该女性是携带者的可能性有多大？

2) 该女性与正常男性结婚，婚后生男孩和生女孩的发病风险分别有多大？

3) 如果该女性婚后生了一个患儿，如想再生育，生正常孩子的可能性是多少？

（任　敏）

实践二　孕期优生宣教

【实践目的】

1. 学会妊娠期保健指导的方法。
2. 学会自我监测胎动的方法,能指导孕妇正确数胎动。
3. 熟练掌握妊娠期保健操动作要领,能指导孕妇正确进行保健操锻炼。
4. 具有良好的职业素养。

【时间安排】

2学时。

【实践准备】

1. **用物准备**　检查床、孕妇模型、计时器。
2. **环境准备**　通风透气,光线充足的实训室,有条件者可在医院产科门诊室。
3. **操作者准备**　着装整齐。

【实践内容及步骤】

(一)情景教学案例及问题

王女士,28岁。平素月经规律,周期28~30d,经期3~4d,经量中,色暗红,无痛经史。白带不多,末次月经:2022年4月21日,预产期2023年1月28日,停经32d自测尿妊娠试验阳性,孕42d出现明显恶心、呕吐、头晕、厌油腻等早孕反应,持续3个月消失。孕早期无服药史,无毒物、放射性接触史。现妊娠20周,来医院行常规产前检查,检查结果:体重62kg,血压124/72mmHg,宫高19cm,腹围90cm,胎心音145次/min。

问题:

1. 妊娠中期孕妇的检查与监护项目有哪些?
2. 如何对妊娠中期孕妇进行营养、生活与卫生保健指导?
3. 怎样指导孕妇进行孕期保健操训练?
4. 怎样指导孕妇自我监测胎动?

(二)妊娠期保健操训练

指导教师示教妊娠期保健操动作要领和指导方法。妊娠期保健操最好是空腹进行,孕妇排空膀胱,穿宽松舒适的衣服。有先兆流产、早产史、多胎、羊水过多、前置胎盘、严重内科合并症的孕妇禁做保健操。具体动作如下:

(1)**第一节**:盘腿运动。早晨起床和晚上临睡前盘腿坐在床上,集中精神,挺直背部,两手放在双膝上,先用手腕部力量轻轻向下推压双膝,再逐渐增加力量,让双膝尽量接近床面。每呼吸一次按压一下,反复进行2~3min。能够增强背部肌肉张力,松弛腰部和骨盆关节,伸展骨盆肌肉。

(2)**第二节**:骨盆运动。仰卧,双腿屈膝,两臂伸直置于身体两侧,脚底和手心平放在床上,利用双脚和双臂的力量缓缓抬高臀部、腰部,使腰背向上呈反弓状,持续10s左右,缓缓下落复原,静卧10s,再重复上述动作。早晚各做5~10次。能够松弛骨盆和腰部关节,松弛会阴肌肉,强健下腹肌肉,减轻妊娠期腰酸背痛。

(3)**第三节**:腹肌运动。仰卧,双腿伸直,两臂伸直放置于身体两侧。两腿交替做屈膝、伸展动作,左右各10次。然后双腿屈膝,两小腿交替做上抬、放下的动作,左右各10次。能够增强腹部和下肢肌肉张力。

（4）**第四节**：骨盆扭转运动。仰卧，两臂伸直置于身体两侧，左腿伸直，右腿屈膝并慢慢外展放平，贴近床面后再恢复原位。左右交替进行，各做 10 次。然后双腿屈膝并拢，左右缓慢摇摆至床面 10 次，慢慢放松。能够增强骨盆关节和腰部的柔韧度和力量。

（5）**第五节**：振动骨盆运动。跪姿，两手掌和膝部稍微分开，支撑床面。吸气，头尽量垂向两臂中间，使背部拱起呈弓状，然后呼气，抬头，恢复跪姿。再吸气，仰头，腰部向前挺伸，上身抬起向前伸出，使腰背呈反弓状，然后边呼气边后撤身体，直至趴下。上述动作重复 10 次。能够缓解腰痛，增强腹部肌肉张力。注意：晚期妊娠孕妇不宜做本节运动。

（三）自我监测胎动

指导孕妇正确数胎动，其具体方法为每天早、中、晚固定时间各数 1h 胎动，将 3 次胎动次数相加乘以 4，即为 12h 胎动数。一般平均每小时胎动在 3 次以上，12h 胎动计数不少于 10 次，若其 <10 次，或逐日下降大于 50% 而不能恢复者，均提示胎儿宫内缺氧，应及时就诊，进一步判断并处理。

（四）学生练习

1. 学生 5~8 人一组，轮流扮演孕妇、孕妇家属及指导护士，进行妊娠期保健操训练。
2. 学生以小组为单位对情景案例进行分析讨论，针对所给问题形成统一答案。

【注意事项】

1. 学生要带着问题观看妊娠期保健视频资料，边看边思考，并进行讨论和总结。
2. 学生要遵守实践教学纪律，态度认真、严谨。
3. 在临床见习时，学生要遵守医院的规章制度，牢记注意事项，在带教老师指导下对孕妇进行保健指导，要关心、体贴孕妇。
4. 课后学生要及时对实践课进行总结，并认真完成妊娠期保健操指导的实习报告。

【实践评价】

教师随机抽取 2 名学生进行孕期保健操演示，随后对学生的技能操作进行点评。教师针对每组学生的分析和作答进行点评，指出优点和不足，最后总结，并评价本次实训效果。

（张艾丽）

实践三　产褥期保健服务与管理

【实践目的】

1. 学会产褥期保健指导方法。
2. 熟练掌握产后恢复操动作要领，并能正确指导产妇进行练习。
3. 熟练掌握哺乳方法，并能正确指导产褥期妇女哺乳。

【时间安排】

1 学时。

【实践地点】

多媒体教室、实践技能训练室，有条件的可到医院产科产妇休息室。

【实践准备】

1. 产褥期、哺乳期保健录像及电化教学设备。
2. 检查床（做产后恢复操用）。
3. 产妇模型、新生儿模型（模拟哺乳用）。
4. 有条件的联系医院产科产妇休息室实习。

【实践内容和步骤】

1. 观看产褥期、哺乳期保健视频资料　观看前布置思考题，让学生带着问题观看，观看后进行讨论和总结。

（1）产褥期、哺乳期产妇检查与监测有哪些项目？

（2）如何对产褥期、哺乳期妇女进行生活与卫生保健指导？

（3）产褥期、哺乳期妇女有哪些心理特点？如何调适？

（4）产褥期、哺乳期有哪些常见疾病？如何预防？

2. 产后恢复操训练指导　教师示教产后恢复操动作要领，讲述指导方法后，学生以 6~10 人为一组，分别扮演产妇和指导护士，轮换练习产后恢复操动作及方法指导。有条件者到医院产科病房产妇休息室实习，练习指导产妇做产后恢复操。

物品准备：合适的床或瑜伽垫、一杯温水、干毛巾、一套衣服、卫生巾。

环境准备：室内光线充足，温湿度适宜，空气清新。

产妇准备：衣着宽松舒适、"一去"去枕平躺；"二松"松腹带、发带；"三空"排空乳房、排空大小便。

（1）**第一节**：抬头运动。平卧，双足并拢，足尖勾起，抬头看足尖，稍作停留，头放下，足放松，如此反复。

作用：使颈部和背部肌肉得到舒展，预防颈椎病。训练下肢肌肉，预防下肢静脉血栓形成。

（2）**第二节**：扩胸运动。平卧，双臂打开伸直，掌心向上，双臂向前伸直，掌心相对，双臂向上伸直，掌心向上，双手距离与肩同宽，还原，反复。

作用：增加肺活量，恢复乳房弹性，缓解双肩、双臂肌肉酸痛。

（3）**第三节**：腹肌运动。平卧，鼻吸气同时腹部鼓起，口吐气，腹部放松。反复，动作要慢，不要太快。

作用：锻炼胸腔和腹部，增加腹肌弹性，帮助子宫恢复。

（4）**第四节**：抬臀运动。平卧，屈双膝，向上抬起臀部、腰部，大腿与小腿尽量呈直角，同时收缩臀部肌肉，尽量让腹部突起，坚持 1~2s 后放松，还原，反复。

作用：锻炼腰腹部，使肌肉变紧致，预防产后腰部松弛。

（5）**第五节**：屈膝运动。平卧，双手抱单膝，还原平卧，双下肢交替进行。

作用：促进臀部和大腿肌肉恢复弹性及曲线，恢复分娩时分离的耻骨，锻炼下肢，预防血栓。

（6）**第六节**：盆底肌运动（提肛运动）。平卧，口闭紧，缓缓吸气，同时收缩会阴部和肛门，保持此姿势数秒后还原，反复。

作用：预防子宫下垂及阴道松弛。

（7）**第七节**：胸膝卧位。跪坐，背部挺直，双手交叉于前，双手掌心贴床向前滑行，慢慢拉开背部，前胸尽可能向床上贴，上肢不可弯曲。腿部与床面保持垂直，肩部靠在床面支撑身体，头偏向一侧，连续做 4 个 8 拍。

作用：帮助子宫恢复到正常位置，防止子宫后倾。

（8）**第八节**：仰卧起坐。建议分娩 4 周以后再做，根据产妇身体状况，循序渐进。平卧去枕，双下肢蜷缩，双手抱颈，然后腰部发力，让上半身离开床面，向膝盖处靠拢，恢复平卧状态，反复多次进行这个动作。

作用：促进子宫及腹部肌肉收缩。

3. 哺乳方法指导　教师利用产妇模型和新生儿模型，边示教边讲解正确哺乳方法及指导要点，学生分组模拟指导产妇哺乳方法。有条件者到医院产科病房产妇休息室观察和指导产妇哺乳。产妇正确哺乳的方法：

（1）哺乳前产妇洗净双手及乳头，按摩乳房或用毛巾热敷乳房。

（2）选择好体位，侧卧位或坐位，全身放松，保持愉快心情。坐位哺乳时产妇一手抱住婴儿，使婴儿头和颈略微伸展，身体贴近产妇，头与身体保持一直线，面向乳房，口对着乳头。另一手将拇指与其余四指分别放在乳房的上、下方，呈"C"字形托起整个乳房，将乳头送入婴儿口中。婴儿的口唇应含接乳头和大部分乳晕，婴儿的舌头卷住奶头，齿龈压迫乳窦。

（3）哺乳时产妇应注意观察婴儿并与婴儿进行情感交流，鼓励婴儿吸吮。若婴儿还未吃饱就打瞌睡，可以轻轻拍一下婴儿脚掌或下颌，促使婴儿努力吸吮。

（4）哺乳结束时用示指轻轻向下按婴儿下颌，待婴儿口松开后慢慢退出乳头。

（5）哺乳后将婴儿竖立抱于胸前，让婴儿头部伏在产妇肩上，轻拍婴儿背部 1~2min，排出胃内空气，以防溢乳。

（6）每次吸吮一定要吸空双侧乳房，未吸完时应将乳汁挤出。挤乳方法为一手拿消毒奶瓶，放置在乳头下方，靠近乳房。另一手大拇指放在乳晕上方，其余四指相对放在乳晕下方，向胸壁方向有节奏挤压和放松，并在乳晕周围反复转动手指方位，以便挤空每根乳腺管内的乳汁。

（7）哺乳后挤少量乳汁涂在乳头上，以保护皮肤，防止皲裂。

【注意事项】

1. 学生要带着问题观看产褥期、哺乳期保健视频资料，边看边思考，看后讨论和总结。

2. 学生认真观看教师示教，积极参加模拟指导和训练。

3. 见习时应遵守产科病房制度，在教师指导下对产妇进行产后恢复操指导和哺乳指导，应注重人文关怀。

4. 课后学生要及时对实践操作进行总结，并认真完成产后恢复操指导和哺乳指导实践报告。

（杨春红）

附录一　男性婚前医学检查表

填写日期：_____年___月___日

姓名：_____　出生日期：_____年___月___日

身份证号：_____

职业：_____　文化程度：_____　民族：_____

户口所在地属：___省(自治区/直辖市)_____市_____区(县)_____街道(乡)

现住址：_____　邮编：_____

工作单位：_____　联系电话：_____

对方姓名：_____

−−−−−−−−−−−−−−−−−−−−−−−−−−− 以 −−下−−由−−医−−生−−填−−写 −−−−−−−−−−−−−−−−−−−−−−−−−−−−−

编号：_____对方编号：_____

检查日期：_____年___月___日

血缘关系：无　表　堂　其他：

既往病史：无　心脏病　肺结核　肝病　泌尿生殖系疾病　糖尿病　高血压　精神病　性病　癫痫　甲亢　腮腺炎
　　　　　先天疾患：

手术史：无　有　其他：

现病史：无　有：

既往婚育史：无　有(丧偶,离异)　子、女___人

与遗传有关的家族史：无　盲　聋　哑　精神病　先天性智力低下　先天性心脏病　血友病　糖尿病　其他：

患者与本人关系：_____

家族近亲婚配：无　有(父母　祖父母　外祖父母)

受检者签名_____医师签名_____

体格检查

血压：_____/_____mmHg_____　　特殊体态：无　有：

精神状态：正常　异常：_____　　特殊面容：无　有：

智力：正常　异常(常识、判断、记忆、计算)　　皮肤毛发：正常　异常：_____

五官：正常　异常：_____　　甲状腺：正常　异常：_____

心：心率　　次/min　心律：齐　不齐　　杂音：无　有：_____

肺：正常　异常：_____　　肝：未及　可及：_____

四肢脊柱：正常　异常：_____

其他：_____

检查医师签名：

第二性征：喉结：有　　无　　阴毛：正常　稀少　无

生殖器：阴茎：正常　异常：　　包皮：正常　过长　包茎

　　　　睾丸：双侧扪及　体积(ml)左：___右：　未扪及：左　右

　　　　附睾：双侧正常　结节：左：___右：

　　　　精索静脉曲张：无　有：部位：_____程度：_____

其他:_____
检查医师签名:

实验室及特殊检查

检验报告粘贴处

检查结果: 未见异常
　　　　　异常情况:
疾病诊断:_____

医学意见: ①未发现医学上不宜结婚的情形
　　　　　②建议暂缓结婚
　　　　　③建议不宜结婚
　　　　　④建议不宜生育
　　　　　⑤建议采取医学措施, 尊重受检者意愿
受检双方签名:_____/_____
婚前卫生咨询:_____
　　　　　　　_____
咨询指导结果: ①接受指导意见
　　　　　　　②不接受指导意见, 知情后选择结婚, 后果自己承担
受检双方签名:_____/_____
转诊医院:_____　转诊日期:_____年___月___日
预约复诊日期:_____年___月___日
出具《婚前医学检查证明》日期:_____年___月___日
主检医师签名:_____

附录二　女性婚前医学检查表

填写日期：_____年___月___日

姓名：_____　出生日期：_____年___月___日

身份证号：_____

职业：_____　文化程度：_____　民族：_____

户口所在地属：____省（自治区/直辖市）_____市_____区（县）_____街道（乡）

现住址：_____　邮编：_____

工作单位：_____　联系电话：_____

对方姓名：_____

-------------------------------- 以 -- 下 -- 由 -- 医 -- 生 -- 填 -- 写 --------------------------------

编号：_____对方编号：_____

检查日期：_____年___月___日

血缘关系：无　表　堂　其他：

既往病史：无　心脏病　肺结核　肝病　泌尿生殖系疾病　糖尿病　高血压　精神病　性病　癫痫　甲亢
　　　　先天疾患：

手术史：无　有：　其他：

现病史：无　有：

月经史：初潮年龄　岁　经期、周期：　量：多　中　少

痛经：无　轻　中　重　末次月经：_____年___月___日

既往婚育史：无　有（丧偶，离异）足月次　早产次　流产次　子、女__人

与遗传有关的家族史：无　盲　聋　哑　精神病　先天性智力低下　先天性心脏病　血友病　糖尿病　其他：

患者与本人关系：_____

家族近亲婚配：无　有（父母　祖父母　外祖父母）

受检者签名_____医师签名_____

体格检查

血压：_____/_____mmHg

精神状态：正常　异常：

智力：正常　异常（常识、判断、记忆、计算）

五官：正常　异常：_____

心：心率　　次/min　心律：齐　不齐

肺：正常　异常：_____

四肢脊柱：正常　异常：_____

其他：

检查医师签名：_____

第二性征：阴毛：正常　稀少　无

乳房：正常　异常：_____

生殖器：肛查（常规）：　　外阴：　　分泌物：
　　　　子宫：　　　　附件：

阴道检查（必要时）：外阴：　阴道：　宫颈：　子宫：　附件：

其他：_____

同意阴道检查，本人签字：_____检查医师签名：_____

特殊体态：无　有：_____

特殊面容：无　有：_____

皮肤毛发：正常　异常：_____

甲状腺：正常　异常：_____

杂音：无　有：_____

肝：未及　可及：_____

实验室及特殊检查

检验报告粘贴处

检查结果：未见异常：

异常情况：_____

疾病诊断：_____

医学意见：①未发现医学上不宜结婚的情形

②建议暂缓结婚

③建议不宜结婚

④建议不宜生育

⑤建议采取医学措施，尊重受检者意愿

受检双方签名：_____/_____

婚前卫生咨询：

咨询指导结果：①接受指导意见

②不接受指导意见，知情后选择结婚，后果自己承担

受检双方签名：_____/_____

转诊医院：　　　　　　　　转诊日期：_____年____月____日

预约复诊日期：_____年____月____日

出具《婚前医学检查证明》日期：_____年____月____日

主检医师签名：

附录三　孕前优生健康检查基本服务内容

序号	项目			女	男	目的	意义
1	优生健康教育			√	√	建立健康生活方式，提高风险防范意识和参与自觉性	规避风险因素
2	病史询问（了解孕育史、疾病史、家族史、用药情况、生活习惯、饮食营养、环境危险因素等）			√	√	评估是否存在相关风险	降低不良生育结局风险
3	体格检查	常规检查（包括身高、体重、血压、心率、甲状腺触诊、心肺听诊、肝脏和脾脏触诊、四肢脊柱检查等）		√	√	评估健康状况，发现影响优生的相关因素	减少影响受孕及导致不良妊娠结局的发生风险
		女性生殖系统检查		√		检查双方有无生殖系统疾病	
		男性生殖系统检查			√		
4	实验室检查9项	阴道分泌物	白带常规检查	√		筛查有无阴道炎症	减少宫内感染
			淋球菌检测	√		筛查有无感染	减少流产、早产、死胎、胎儿生长受限等
			沙眼衣原体检测	√			
5		血液常规检验（血红蛋白、红细胞、白细胞及分类、血小板）		√		筛查贫血、血小板减少等	减少因重症贫血造成的胎儿生长受限；减少因血小板减少造成的新生儿出血性疾病
6		尿液常规检验		√	√	筛查泌尿系统及代谢性疾患	减少生殖道感染、宫内感染、胎儿死亡和胎儿生长受限
7		血型（包括 ABO 血型和 Rh 阳/阴性）		√	√	预防血型不合溶血	减少胎儿溶血导致的流产、死胎死产、新生儿黄疸等
8		血清葡萄糖测定		√		糖尿病筛查	减少流产、早产、胎儿畸形等风险
9		肝功能检测（谷丙转氨酶）		√	√	评估是否感染及肝脏损伤情况	指导生育时机选择，减少垂直传播
10		乙型肝炎血清学五项检测		√	√		
11		肾功能检测（肌酐）		√	√	评价肾脏功能	指导生育时机选择，减少胎儿生长受限
12		甲状腺功能检测（促甲状腺激素）		√		评价甲状腺功能	指导生育时机选择，减少流产、早产、胎儿生长受限、死胎死产、子代内分泌及神经系统发育不全、智力低下等
13	病毒筛查4项	梅毒螺旋体筛查		√	√	筛查有无梅毒感染	减少流产、死胎死产、垂直传播
14		风疹病毒 IgG 抗体测定		√		发现风疹病毒易感个体	减少子代先天性风疹综合征、先天性心脏病、耳聋、白内障、先天性脑积水等
15		巨细胞病毒 IgM 抗体和 IgG 抗体测定		√		筛查巨细胞病毒感染状况	减少新生儿耳聋、智力低下、视力损害、小头畸形等
16		弓形虫 IgM 和 IgG 抗体测定		√		筛查弓形虫感染状况	减少流产、死胎、胎儿生长受限等
17	影像1项	妇科超声检查		√		筛查子宫、卵巢异常	减少不孕、流产及早产等不良妊娠结局
18	风险评估和咨询指导			√	√	评估风险因素，指导落实预防措施	减少出生缺陷发生，提高人口出生素质
19	早孕和妊娠结局跟踪随访			√		了解早孕及妊娠结局相关信息，做好相关指导和服务	降低出生缺陷发生风险

附录四　国家免疫规划疫苗儿童免疫程序表(2021年版)

疫苗种类	接种途径[3]	剂量	接种年龄														
			出生时	1个月	2个月	3个月	4个月	5个月	6个月	8个月	9个月	18个月	2岁	3岁	4岁	5岁	6岁
乙肝疫苗	IM	10或20μg	1	2					3								
卡介苗	ID	0.1ml	1														
脊灰灭活疫苗	IM	0.5ml			1	2											
脊灰减毒活疫苗	PO	1粒或2滴					3								4		
百白破疫苗	IM	0.5ml				1	2	3				4					
白破疫苗																	5
麻腮风疫苗	IH	0.5ml								1		2					
脑减毒活疫苗[1]	IH	0.5ml								1			2				
乙脑灭活疫苗	IM	0.5ml								1、2			3				
A群流脑多糖疫苗	IH	0.5ml							1		2						
A群C群流脑多糖疫苗	IH	0.5ml												3			4
甲肝减毒活疫苗[2]	IH	0.5ml或1.0ml										1					
甲肝灭活疫苗	IM	0.5ml										1	2				

注:[1] 选择乙肝减毒活疫苗接种时,采用两剂次接种程序。选择乙脑灭活疫苗接种时,采用四剂次接种程序;乙脑灭活疫苗第1、21剂次间隔7~10d。

[2] 选择甲肝减毒活疫苗接种时,采用一剂次接种程序。选择甲肝灭活疫苗接种时,采用两剂次接种程序。

[3] 接种途径:PO 口服,ID 皮下注射,IM 肌内注射。

［1］ 中华医学会超声医学分会妇产超声学组，国家卫生健康委妇幼司全国产前诊断专家组医学影像组. 超声产前筛查指南 [J]. 中华超声影像学杂志，2022，31（01）：1-12.

［2］ 宋小青. 优生优育与母婴保健 [M]. 北京：人民卫生出版社，2014.

［3］ 陈丽霞. 优生优育与母婴保健 [M]. 2 版. 北京：人民卫生出版社，2018.

［4］ 沙莎，田廷科. 医学遗传学 [M]. 西安：西安交通大学出版社，2020.

［5］ 左伋. 医学遗传学 [M]. 7 版. 北京：人民卫生出版社，2018.

［6］ 王洪波，王敬红. 遗传与优生 [M]. 北京：人民卫生出版社，2016.

［7］ 张学，朱宝生. 重大出生缺陷与精准预防 [M]. 上海：上海交通大学出版社，2020.